U0395711

社区卫生工作实用丛书

丛书总主编 汪华　　副总主编 吴红辉 姜仑 周明浩

社区健康教育指导手册

主　　编：武　鸣　李小宁

副主编：黄明豪　张凤云　王湘苏

编　　者：（按姓氏拼音排序）

冯家清　郭海健　季莉莉　江　凡

蒋红红　蒋　岳　刘志浩　曲　晨

王　璐　徐学鹏　杨国平　张梦园

朱　琳

苏州大学出版社

Soochow University Press

图书在版编目(CIP)数据

社区健康教育指导手册 / 武鸣,李小宁主编. —苏
州:苏州大学出版社,2016.1
(社区卫生工作实用丛书 / 汪华主编)
ISBN 978-7-5672-1422-4

Ⅰ.①社… Ⅱ.①武… ②李… Ⅲ.①社区—健康教
育—手册 Ⅳ.①R193-62

中国版本图书馆 CIP 数据核字(2015)第 237917 号

书　　名	社区健康教育指导手册
主　　编	武　鸣　李小宁
责任编辑	李　敏　李寿春
出版发行	苏州大学出版社
社　　址	苏州市十梓街 1 号(邮编:215006)
印　　刷	苏州工业园区美柯乐制版印务有限责任公司
开　　本	700 mm×1 000 mm　1/16　印张:11.5　字数:207 千
版　　次	2016 年 1 月第 1 版
印　　次	2016 年 1 月第 1 次印刷
书　　号	ISBN 978-7-5672-1422-4
定　　价	28.00 元

凡购本社图书发现印装错误,请与本社联系调换。
服务热线:0512-65225020

《社区卫生工作实用丛书》
编 委 会

总 主 编 汪 华

副总主编 吴红辉 姜 仑 周明浩

编 委 （按姓氏拼音排序）

曹 俊 陈晓东 褚宏亮 姜 仑

李箕君 李小宁 陆耀良 马福宝

汤奋扬 汪 华 吴红辉 武 鸣

徐 燕 羊海涛 余宁乐 张 宁

甄世祺 周明浩 周永林 朱宝立

朱凤才

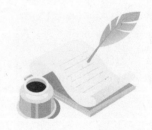

序

　　社区是宏观社会的缩影。开展社区卫生服务是社区建设的重要内容。社区卫生服务是在政府领导、社会参与和上级卫生机构指导下,以基层卫生机构为主体、以全科医师为骨干,合理使用社区资源和适宜技术,向社区居民提供综合性、主动性、连续性的基层卫生服务。社区卫生服务以社区居民健康为中心,以家庭为单位,以社区为范围,以需求为导向,以解决社区主要卫生问题、满足居民公共卫生服务和基本医疗服务需求为目的,是基层卫生工作的重要组成部分,是深化医药卫生综合改革的交汇点,也是实现"人人享有基本卫生保健"目标的基础环节。

　　改革开放以来,我国社区卫生事业有了很大发展,服务规模不断扩大,医疗条件明显改善,疾病防治能力显著增强,为增进人民健康发挥了重要作用。随着经济社会快速发展和居民生活水平的显著提高,社区卫生工作的质与量都发生了根本性的变化,但社区卫生工作者的专业素质与居民健康需求相比,目前仍存在较大差距。因此,加强基层社区卫生队伍的教育和培训,提高他们对社区卫生工作重要意义的认识,全面掌握社区卫生工作的目的、理论、知识和技能,成为当前极为紧迫和重要的工作。

　　这套《社区卫生工作实用丛书》就是为了适应现代社区卫生与文明建设的需要而设计的,注重实践、注重技能,全面反映了社区卫生工作实际情况,符合新时期和谐社区、文明社区、健康社区建设的新要求。《社区卫生工作实用丛书》由江苏省卫生和计划生育委员会策划,组织江苏省疾病预防控制中心、江苏省血吸虫病防治研究所、南京脑科医院等单位的几十位专业对口、经验丰富的专家精心编撰,历时一年多时间,把社区卫生工作者必须了解和掌握的"三基"知识撰写成册,力求打造成一套既是社区卫生工作者必备的实用指导工具书,又是基层社区公共服务人员喜爱的卫生知识参考书。

《社区卫生工作实用丛书》共有 10 个分册,涉及社区健康教育指导、社区心理健康服务、社区环境卫生、社区常见传染病预防与治疗、社区消毒与有害生物防控、社区常见寄生虫病防治、社区预防接种、社区营养与食品安全、社区灾难危机中的疾病控制与防护、社区卫生中辐射防护等内容。本丛书内容有别于教科书,没有介绍繁杂的基础理论,而是从基层卫生防护、疾病预防与控制工作的实际需要出发,力求内容新颖实用,通俗易懂,可操作性强,给广大社区卫生工作者以实际可行的指导,引导他们迅速掌握现代卫生防病保健的新理论、新技术,密切结合社区工作实际,把社区卫生工作做得更好、更加扎实。

　　希望本丛书成为基层卫生工作者开展社区卫生工作的一本实战手册,并能在实际工作中进一步修正和完善。同时,希冀通过本丛书的出版,带动开展"文明·卫生·健康社区行"活动,送卫生知识到社区,进万家,在社区中掀起全民"讲文明卫生,保社区平安"的热潮,从而提高社区全体居民的健康水平,为建设文明和谐的健康社区服务。

　　　　　　江苏省卫生和计划生育委员会副主任

　　　　　　　　　　　　　　　二〇一五年八月

前　言

　　社区健康教育是健康教育与健康促进领域的重要工作,均匀分布在我国城乡的社区卫生服务中心(乡镇卫生院)、社区卫生服务站(村卫生室),目前正在逐渐成为维护公众健康的主战场,国家推出的基本公共卫生服务就是依靠社区的基层医疗卫生机构这个主体来实施的。健康讲座、健康咨询、健康教育平面资料和视频资料、健康教育宣传专栏、个性化健康干预等健康教育服务是其中的最重要的内容之一。同时,社区的基层医疗卫生机构也是肩负着提高全民健康素养水平历史重任的最基础力量,如何提升其服务辖区群众的能力、提高其服务辖区群众的成效,已经成为卫生计生行政部门、公共卫生专业机构的主要职能之一,无论怎样重视都是值得的。

　　健康教育与健康促进面临着越来越多的任务,且技术含量在不断提高。与20多年前比较,健康教育工作的质和量已经发生了根本性的变化,国家一级每年都有新任务、新要求:健康素养促进行动、烟草流行的控制、基本公共卫生服务等项目化的工作任务。这些任务给我们健康教育队伍增加的既是压力,也是促进事业发展、锻炼队伍的动力。但是,由于各地经济发展不平衡,健康教育队伍素质也有较大差异;普遍存在的一个问题是:健康教育队伍的网底——社区公共卫生人员的数量和专业素质与国家下达的任务不相匹配。目前,我们需要制定中长期的区域规划,逐步将优秀的临床医疗、公共卫生毕业生充实到社区一线,而当前最急需的却是对现有队伍的再教育、再提高;所以,加强基层健康教育队伍的能力建设是个急迫的、长期的任务,否则我们所计划和实施的工作都得不到应有的效果,提高全民健康素养水平的目标可能无法如期实现!

　　社区健康教育的理论性文章、书籍可以在网上查到无数,其中不乏精品,但是真正适合社区健康教育人员经常翻阅的指导手册并不多见。我们经反复论证、筛选，把社区健康教育人员必须了解和掌握的基本知识、技能，以及在此领域里全国专家最新的研究成果结合进来，撰写成册，目的是希望本书能成为基层公共卫生工作者开展健康教育工作的一本实用手册，我们不想对本书质量做出评价，因为有自我吹嘘之嫌，本书是否实用，请您们使用后做出全面评价，同时也希望读者结合自身的工作实际，提出宝贵意见，以利于我们编者再版时修正、提高。

在此，对本书的编撰提供帮助、做出贡献的所有专家、领导一并致谢。

目 录

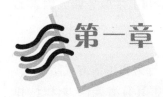

第一章

健康教育的基本理论及健康教育职责

第一节 健康及影响健康的因素

一、健康的概念

世界卫生组织在 1948 年给健康下了一个明确的定义："健康不仅是没有疾病或不虚弱,而是身体的、精神的健康和社会适应的完美状态。"这个定义打破了以往认为健康只是无病、无残、无伤的局限,这是人类在总结了近代医学成就的基础上对健康认识的一次飞跃。

我国社会医学工作者把健康分为三个层次。第一层次就是满足生存条件,包括以下内容:(1)无饥寒、疾病或虚弱,可精力充沛地工作和生活,具备基本的卫生条件,具有预防和治疗健康障碍的基本知识;(2)对有科学预防方法的疾病和灾害,能够采取合理的预防措施;(3)对健康的障碍能及时采取合理的治疗和康复措施。第二层次为满意度条件,包括:(1)一定的职业和收入,满足经济要求;(2)日常生活中能应用最新科技成果;(3)自由自在地生活。第三层次包括:(1)通过适当训练,掌握高深知识和技术,并有条件应用这些技术;(2)能为社会做贡献。

健康并不是一个独立的阶段,它具有连续性,从健康发展到疾病直至生命终结,是一个逐渐变化的连续过程。也就是说,健康与疾病没有明显的界线。一个表面看上去健康的人不一定真的健康,也许正处于既不属于健康状态也不属于患病状态的第三状态,即亚健康或亚临床状态,包括疾病的潜伏期、慢性病的病前期和康复期。

二、影响健康的因素

人类健康主要受行为与生活方式、环境、生物学和卫生服务四大因素的影响。

(一) 行为与生活方式因素

行为与生活方式因素是指人们由于自身的不良行为和生活方式给个人、群体及社会的健康带来直接或间接的危害,这种危害具有潜袭性、累积性和广泛影响性的特点。不良行为和生活方式涉及范围广泛,如不合理饮食、吸烟、酗酒、久坐而不锻炼、性乱、吸毒、滥用药物、酒驾、不系安全带等。1992年,国际心脏保健会议提出的维多利亚心脏保健宣言指出:健康的四大基石是合理膳食、适量运动、戒烟限酒、心理平衡,这表明行为和生活方式对健康的影响具有举足轻重的意义。

(二) 环境因素

环境因素包括自然环境因素和社会环境因素。自然环境是人类赖以生存的物质基础,自然环境遭到破坏或被污染必然对人体健康造成危害。其中的危害机制比较复杂,一般具有浓度低、效应慢、周期长、范围大、人数多、后果重,以及多因素协同作用等特点。

社会环境包括政治、经济、文化教育、工作环境、家庭环境、人际关系等。疾病的发生和转化直接或间接地受社会因素的影响和制约,而且健康与社会发展的双向作用已被不少国家和地区的实践所证实。

(三) 生物学因素

病原微生物、遗传、生长发育、衰老等都属于生物学因素,病原微生物引起的传染病和感染性疾病为生物性致病因素。

(四) 卫生服务因素

卫生服务是指卫生机构和卫生专业人员为了防治疾病、增进健康,运用卫生资源和各种手段,有计划、有目的地向个人、群体和社会提供必要服务的活动过程。医疗卫生机构健全,服务网络完备,一定的卫生经济投入以及合理的卫生资源配置,都对人群健康有促进作用。相反,如果卫生服务和社会医疗保障体系存在缺陷,就不可能有效地防治居民的疾病并促进其健康。

上述四类因素中,行为和生活方式因素越来越受到人们的关注和重视,行为干预将是促进健康的最有效的措施之一。全球第二次卫生革命中的核心策略就是以个人、群体的行为改变和环境改变为着眼点的健康教育与健康促进。

第二节　健康教育与健康促进

一、健康教育

（一）健康教育的含义

健康教育是通过信息传播和行为干预，帮助个人和群体掌握卫生保健知识，树立健康观念，自愿采纳有利于健康行为和生活方式的教育活动与过程。其目的是消除或减轻影响健康的危险因素，预防疾病，促进健康和提高生活质量。

健康教育的着眼点是促进个人或群体改变不良行为与生活方式，是有计划、有组织、有系统的教育活动，但它又是有评价的教育活动，与传统意义上的卫生宣传有着较大的差别。卫生宣传主要侧重于改变人们的知识和态度，不注重反馈信息和行为改变效果。而健康教育具有对象明确、双向传播为主、注重反馈和行为改变效果等特点。

健康教育的实质是一种干预，它提供人们行为改变所必需的知识、技术与服务等，使人们在面临促进健康、疾病预防、治疗和康复等层次的健康问题时，在知情同意的前提下，有能力做出行为抉择。

（二）健康教育的研究领域

按目标人群或场所分为五个领域：（1）城市社区健康教育；（2）农村社区健康教育；（3）学校健康教育；（4）工作场所健康教育；（5）医院健康教育。

按教育目的或内容分为七个领域：（1）疾病防治健康教育；（2）人生三阶段的健康教育；（3）环境保护健康教育；（4）心理健康教育；（5）生殖健康教育；（6）安全教育；（7）控制吸烟、酗酒和滥用药物（吸毒）的教育。

二、健康促进

（一）健康促进的含义

健康促进是指一切能促使行为和生活条件向有益于健康改变的教育与环境支持的综合体。其中环境包括社会的、政治的、经济的和自然的环境。其实，健康促进是指个人与其家庭、社区和国家一起采取措施，鼓励健康的行为，并帮助人们提升改进和处理自身健康问题的能力。健康促进的基本内涵包括个体和群体行为改变以及政府行为（社会环境）改变两个方面，并注重发挥个人、家庭、社会的健康潜能。

健康促进是一个综合的教育，是调动社会、经济和政治的广泛力量，改善人群健康的活动过程，它不仅包括一些旨在直接增强个体和群体知识技能的健康教育活动，还包括那些直接改变社会、经济和环境条件的活动，以此促进个体和大众的健康。

（二）健康促进的活动领域

1986 年，首届国际健康促进大会通过的《渥太华宣言》中提出了健康促进涉及的 5 个主要行动领域如下：

1. 建立有利于健康的公共政策

不仅仅卫生部门，各个部门、各级政府和组织的决策者都要把健康问题提到议事日程上。明确要求非卫生部门建立和实行健康促进政策，目的就是使人们更容易做出有利于健康的抉择。

2. 创造有利于健康的支持性环境

健康促进行动必须为人们创建安全的、满意的和愉快的生活和工作环境，系统地评估快速变化的环境对健康的影响，以保证社会和自然环境向有利于健康的方向发展。

3. 增强社区的能力

社区能力建设最佳的起点就是确定问题和需求，社区人民有权、有能力决定他们需要什么以及如何实现其目标。因此，提高社区人民生活质量的真正力量是他们自己。充分发动社区力量，积极有效地参与卫生保健计划的制定和执行，挖掘社区资源，帮助他们认识自己的健康问题并找到解决这些问题的办法。

4. 发展个人技能

提供健康知识和信息，教育并帮助人们提高做出健康选择的能力，来支持个人和社会的发展。这样，就使人们能更好地控制自己的健康和环境，不断地从生活中学习健康知识，有准备地应对人生各个阶段可能出现的健康问题，并很好地应对慢性病和外伤。学校、家庭、工作单位和社区都要帮助人们做到这一点。

5. 调整卫生服务方向

健康促进行动要求卫生服务应该由个人、社会团体、卫生专业人员、卫生部门、工商机构和政府等共同承担。他们必须共同努力，建立一个有利于健康的卫生保健系统，优化资源配置，避免职能重复。同时，调整卫生服务类型与方向，将健康促进和预防作为提供卫生服务模式的组成部分，让最广大的人群受益。

澳大利亚学者总结了健康促进主要包括的三方面内容：（1）预防性健康保护——以政策、立法等社会措施保护个体不受环境因素的伤害；（2）预防性卫生服务——提供预防疾病保护健康的各种支持和服务；（3）健康教育。

（三）健康促进的基本特征

（1）健康促进不仅仅限于某一部分人群和针对某一疾病的危险因素，而是涉及整个人群的健康和生活的各个层面。

（2）在疾病三级预防中，健康促进强调一级预防甚至更早阶段，即暴露于各种行为、心理、社会环境的危险因素，全面增进健康素质，促进健康。

（3）原则上讲，健康教育最适用于那些有改变自身行为愿望的、有自觉性的人群，而健康促进是在组织、政治、经济、法律上提供支持环境，它对行为改变的作用比较持久并且带有约束性。

（4）健康教育是健康促进的基础，是健康促进的先导，离开健康教育，健康促进就是无源之水、无本之木，而健康教育如不向健康促进发展，其作用就会受到极大限制。

（5）健康促进融健康教育、行政措施、环境支持于一体。健康促进不仅涵盖了健康教育信息传播和行为干预的内容，而且还强调行为改变所需要的组织支持、政策支持、经济支持等环境改变的各项策略。它比健康教育领域更为宽广，是新的公共卫生方法的精髓。

第三节　社区健康教育与健康促进

一、社区健康教育与健康促进的概念、对象与任务

（一）社区与社区健康

1. 社区的含义

社区是一个社会学概念，它是指由一定数量，具有共同意愿、相同习俗和规范的社会群体结合而成的生活共同体。

社区具有以下社会作用：

（1）社区是人们从事生产和日常生活的基本环境。人群的社会生活一般都在所属的社区范围内进行，社区内的学校、机关单位、商店、医院等社会机构有着特定的社会功能，为社区的基本生活需求提供服务，并保证社区的协调发展和稳定。

（2）社区具有管理和制约的作用。社区内的行政管理体系、管理制度、文化习俗、社区群体意识与行为规范在不同方面制约和干预社区人群的生活和行为，能够督促人们遵守社会规范，维护社会秩序，提高社会公德及惩罚反社会准则行为。

（3）社区具有凝聚作用，促进社区成员间的协作与支持。社区组织和动员可以激发社区群众的归属感和责任感，实现个人、家庭、社会团体的自助和互助。

（4）社区是最基层的政权单位，贯彻政府各项方针政策，代表群众的基本利益，同时又与群众建立守望相助的密切关系，反映群众的需求和意愿，动员其参与社区各项活动。

世卫组织对社区的具体描述是：一个有代表性的社区，其人口为 10 万～30 万，面积为 0.5 万～5 万平方千米。我国的社区卫生服务中的城市社区是指街道、居委会，农村社区是指乡镇、村。

2. 社区健康

社区健康是指社区居民的健康状况。社区人群的生物学特征如年龄、民族、遗传特性等，社区所处的自然、社会环境，社区卫生服务的提供与利用，以及社区居民的行为习惯和生活方式，以上这些因素综合作用，影响着社区居民的疾病状况和健康水平。生育率、儿童营养与发育、死亡率、死因构成比、发病率、患病率及伤残率、期望寿命、生活质量指数等群体健康的评价指标，从不同侧面反映了社区健康的水平。

社区健康是社区发展的重要目标之一，也是社区综合实力的重要标志。社区领导不仅是社会经济生活的组织者，也是城乡社区卫生服务的组织者和管理者。维护和促进社区健康，是各级政府和社区有关部门、社区卫生工作者义不容辞的责任。

（二）社区健康教育与健康促进

1. 社区健康教育与健康促进的概念

社区健康教育是指以社区为单位，以社区人群为对象，以促进社区健康为目标，有组织、有计划、有评价的健康教育活动与过程。其主要任务是发动和引导社区人民树立健康意识，关心自身、家庭和社区的健康问题，积极参与社区健康教育活动，养成良好卫生行为和生活方式，以提高自我保健能力和群体健康水平。

社区健康促进是指通过健康教育和社会支持，改变个体和群体行为、生活方式和环境影响，降低社区的发病率和死亡率，提高社区人民的健康水平和生活质量。社区健康促进的两大构成要素是健康教育及其他一切能促使行为和环境向有益于健康改变的社会支持系统。

2. 社区健康教育与健康促进的对象与任务

社区健康教育与健康促进的对象包括社区内居民和社区所辖各企业事业单位、学校、商业及其他服务行业的从业人员,其重点人群是儿童、青少年、妇女、慢性病患者和老年人、残疾人等脆弱人群。

社区健康教育与健康促进的任务包括以下方面:

(1)通过开展各种形式的健康教育活动,普及卫生知识,提倡文明、健康、科学的生活方式,摒弃封建迷信和陈规陋习,提高社区群众的健康水平与文明素质。

(2)提高个人和群众对预防疾病和促进健康的责任感,促进个人和群体明智地选择有益于健康的行为,并为人们提供具体的行为指导和示范,帮助人们提高自我保健能力。

(3)促进全社会都来关心社区卫生与健康问题,创造一个有益于健康的社区环境。有效地促进和影响各级行政领导和部门,制定各项卫生政策,完善社区卫生服务,协调非卫生部门和社会组织支持参与社区健康教育活动。

(4)加强社区行动,挖掘与利用社区资源,动员与组织社区人民积极参与社区健康规划和各项活动,解决自身的健康问题。

二、社区健康教育与健康促进的实施

(一)明确政府职能,制定社区健康教育与健康促进政策

社区健康是社区经济和社区发展不可分割的部分,不可能由卫生部门单独解决,必须在当地政府领导下,社区各有关部门共同对社区群众的健康承担责任。城市街道办事处和农村乡镇政府是社区健康教育与健康促进的领导机构,在健康教育工作中发挥组织、领导、协调和服务作用。

1. 争取得到社区领导的理解和支持

社区领导思想观念的转变是搞好社区健康教育与健康促进的关键。促进领导树立大卫生观念,以事实和业绩争取领导的关注和支持,是社区动员的首要任务。社区领导对健康教育工作主要应承担的责任有:主管领导分管,责任分工明确;将社区健康教育工作列入政府的议事日程,纳入文明社区、小康村镇发展规划;协调社区内各部门参与和支持健康教育;制定有关卫生政策、制度并监督执行;领导社区健康教育计划的制定、实施、考核和评价;提供必要的资金保证。

2. 建立社区健康教育与健康促进决策机构

社区健康教育与健康促进决策机构应由政府牵头,形成以政府负责、部

门配合、群众参与为特点的社区健康教育与健康促进运行体制。

3. 制定政策,强化政府行为

制定规章制度和地方法规是行政干预的有效形式,它不仅为社区健康教育与健康促进的实施提供依据,而且可以促进社会对健康承担责任,规范群体和个人的行为,保证社区健康环境的形成。

(二)建立健全社区健康教育与健康促进组织网络

建立健全"双轨管理、条块结合"的社区健康教育与健康促进组织网络,是加强社区政府、专业机构和各部门间合作,协调开展社区健康教育与健康促进的必要组织保证。

(三)开发利用社区资源,动员群众广泛参与

社区资源是开展社区健康教育与健康促进的能源和基础。除积极筹集资金,争取外援性技术、人力、经费、设施外,应以社区发展为动力,立足于挖掘社区内部的资源潜力。

社区群众的参与是健康教育与健康促进的基础,是最宝贵的社区资源。社区群众参与包括两个层次的含义。一是指社区领导和群众代表共同参与健康教育规划制定、实施和评价的全过程,尤应重视在规划制定阶段的早期参与。不仅要把动员群众参加健康教育视为己任,还要积极主动参与健康教育与健康促进各项活动。实践证明,只有充分利用社区资源,培养社区成员的自治精神和自助、互助能力,实现在相互合作和互利互惠基础上的资源共享,才能使社区健康教育与健康促进保持可持续发展。

(四)开展多种形式的健康教育活动,提高居民自我保健意识和技能

社区居民的健康和生活质量受到环境、行为等多方面因素的影响,社区居民又存在着性别、年龄、职业、文化程度、生活习惯、健康状况等多方面的差异。因此,开展社区健康教育活动必须以多部门联合、多层次干预和多种手段并用的综合策略,采取多种健康教育形式和方法,来满足教育对象的不同需求。

(五)调整与改善社区卫生服务

大力加强社区卫生服务,培养全科医师和社区护士,为社区居民提供以健康为中心的全程、全面、一体化的优质服务,将社区健康教育有机地融入社区卫生服务机构的预防、保健、医疗、康复等各项职能中,使健康教育真正发挥在社区卫生服务中的基础与先导作用。

(六)加强社区健康教育与健康促进计划的设计、监测管理与评价

为使有限的人力、物力、财力得到高效利用,必须在社区需求评估的基础上,提出该社区要优先解决的主要健康问题或行为问题,确定目标和干预策略,制定社区健康教育与健康促进计划。

三、社区卫生服务概述

（一）社区卫生服务及其基本内容

社区卫生服务是社区建设的重要组成部分，是在政府领导、社区参与、上级卫生机构指导下，以基层卫生机构为主体，全科医师为骨干，合理使用社区资源和适宜技术，以人的健康为中心、家庭为单位、社区为范围、需求为导向，以妇女、儿童、老年人、慢性病人、残疾人等为重点，以解决社区主要卫生问题、满足基本卫生服务需求为目的，融预防、医疗、保健、康复、健康教育、计划生育技术服务等为一体的有效、经济、方便、综合、连续的基层卫生服务。

社区卫生服务的基本内容包括以下方面：

（1）预防服务：包括传染病和慢性非传染病的预防、卫生监督和管理。

（2）医疗服务：除开发门诊、住院服务外，还可根据社区居民的需要，开展家庭病床、临终关怀等医疗服务。

（3）康复服务：对社区慢性病人和残疾人进行社区、家庭的康复工作。

（4）保健服务：对社区居民进行保健合同制管理，其重点是实施儿童保健、妇女保健、老年保健等服务。

（5）健康教育服务：是社区卫生服务其他各项内容的基础和先导，贯穿于预防、医疗、保健、康复等各项服务之中。

（6）计划生育技术服务：对社区育龄人群进行生殖健康、计划生育和优生优育指导和技术服务。

（二）社区卫生服务的意义和目标

社区卫生服务的意义在于：（1）社区卫生服务是实现"人人享有卫生健康"的重要基础。通过提供基本的卫生服务，强调预防为主，防治结合的六位一体服务功能，满足人民群众日益增长的卫生服务需求，将广大居民的多数基本健康问题解决在基层。（2）社区卫生服务是深化卫生改革、优化卫生资源配置、建立与社会主义市场经济相适应的卫生服务体系的可靠保证。（3）社区卫生服务可以为参保职工就近诊治一般常见病、多发病、慢性病，既保证基本医疗，又降低了医疗成本，符合"低水平、广覆盖"的原则，对城镇职工基本医疗保险制度长久稳定的运行具有重要的支撑作用。（4）社区卫生人员与广大居民建立起新型的医患关系，不仅有利于加强社会主义精神文明建设，而且是密切党群关系、维护社会稳定的重要途径。

四、社区卫生服务中健康教育的组织实施

健康教育是社区卫生服务的重要内容和基础，是促进全民健康的重要手

段,在社区卫生服务中具有导向作用。社区健康教育应在当地政府的领导下,在上级健康教育专业机构的指导下,充分体现"六位一体"的社区卫生服务原则,由社区卫生服务中心承担具体任务。

(1)建立以社区卫生服务中心为主体、社区卫生服务站和居委会负责的健康教育与健康促进网络。

(2)社区卫生服务中心(站)领导负责社区健康教育的组织协调,由专(兼)职人员负责具体工作。

(3)全科医生和社区护士在医疗、护理、预防保健等各项工作中开展有针对性的健康教育。

(4)建立健全健康教育工作档案,包括年度计划、工作记录、年终考核、评价。

(5)建立固定的健康教育阵地——宣传橱窗或卫生宣传栏。中心要设立健康教育活动室。

(6)根据居民需求,开展多种形式的健康教育活动,不定期地编写和发放简单、实用的卫生科普材料;对居民进行健康行为和生活方式指导;举办健康教育讲座、咨询活动,每月至少一次;有条件者开展电化教育;推行健康教育处方。

(7)配合上级单位和健康教育专业机构开展健康教育相关工作;协助、指导社区内学校、机构、厂矿企业开展健康教育活动。

(8)开展医护人员和社区健康教育骨干人员的健康教育培训。

五、城市社区健康教育与健康促进的基本内容

(一)城市社区常见疾病防治知识的宣传教育

(1)慢性非传染性疾病的社区防治:提倡健康的生活方式;普及慢性病防治知识,提高自我保健能力;增强从医行为,提高对社区卫生服务的利用。

(2)提高警惕,防范新老传染病。

(3)加强安全教育,防止意外伤害。

(二)家庭健康教育

(1)家庭生活方式教育:包括科学安排起居作息、合理膳食、适当运动等。

(2)家庭急救与护理:包括烧伤、烫伤、触电、跌伤等意外事故的简易急救方法和处理原则,人工呼吸操作方法,家庭中常用药物的保存与使用方法,以及血压计、体温表的使用方法等。

(3)居室环境卫生知识:包括居室环境的卫生要求、居室的合理布局、居室装修的卫生问题、居室采光照明的卫生要求及对健康的影响、冬季取暖应注意的问题(如预防煤气中毒、减少煤烟污染)等。

(4) 生殖健康教育:包括计划生育、优生优育优教、妇幼保健、性生活等。

(5) 家庭心理卫生教育:应根据家庭发展阶段,适时提供咨询和指导,协助家庭成员正确解决面临的问题。

(三) 在创建健康城市(卫生城市)中的重要作用

由于卫生城市是由90%以上的卫生单位和90%以上的卫生家庭组成的,只有增强社区的凝聚力和提高全民的健康意识,动员每一个人、每一个家庭和单位共同参与,才能移风易俗,改变城市卫生面貌。因而,社区健康教育与健康促进是创建健康城市(卫生城市)工作的重要内容和基本途径。

(四) 社会卫生公德与卫生法律法规教育

学习、掌握有关城市卫生管理的法规,有助于提高城市居民的法制意识,提高搞好城市卫生管理的自觉性和自制力。

六、农村社区健康教育与健康促进的基本内容、主要形式与方法

(一) 农村社区健康教育与健康促进的基本内容

1. 农村常见疾病的防治健康教育

宣传和普及农村常见疾病防治知识是农村社区健康教育的首要任务。

2. 移风易俗,改变不利于健康的行为习惯

普及生活卫生知识,指导农民科学地安排衣、食、住、行,合理地摄取营养,坚持有益于健康的文体活动,逐步摒弃延续了几千年的不益于健康的生活习俗和行为习惯,建立起文明、科学、健康的生活方式。

3. 农村环境卫生与环境保护

加强卫生要求和卫生技术指导,重点抓好村宅建设卫生、饮水卫生、粪便垃圾处理、消灭四害、保护环境、控制环境污染等方面的健康教育。

4. 健康观念与卫生法制教育

(1) 破除迷信思想,用科学道理来解释生老病死。

(2) 宣传普及新的健康观和大卫生观念,消除"没病就是健康"的传统意识,树立自我保健意识和人人为社区健康负责的观念,积极参与农村初级卫生保健,合理利用卫生服务。

(3) 宣传新时期党的方针政策,开展卫生普法工作,提高农民的法制观念和遵法执法的自觉性。

(二) 农村社区健康教育与健康促进的主要形式与方法

(1) 开发利用农村传播媒介和渠道。

(2) 改水—改厕—健康教育,三位一体结合进行。

（3）发挥乡村医生的作用,结合医疗保健工作开展健康教育。

（4）抓好城乡接合部——乡镇社区和流动人口健康教育。

第四节　健康教育服务均等化的基本概念

一、健康教育服务及健康教育服务均等化的概念

健康教育服务,是指由健康教育机构、疾病预防控制机构、社区卫生服务中心（站）、乡镇卫生院、村卫生室等城乡基本医疗卫生机构向全体居民提供的健康干预措施,以达到预防控制疾病和促进健康的目的。根据居民的健康需要和政府财政承受能力来确定服务内容。

健康教育服务均等化是指保证每个居民,不论其性别、年龄、种族、居住地、职业、收入水平,都能平等地获得安全、有效、方便的健康教育服务。我国现阶段主要通过国家确定若干健康教育服务项目,免费或低收费向城乡居民提供,从而实现健康教育服务均等化。

二、健康教育在促进基本公共卫生服务逐步均等化中的作用和地位

（1）健康教育是国家基本公共卫生服务的重要内容之一,是促进基本公共卫生服务逐步均等化的重要内容和措施。

（2）把健康教育放在基本公共卫生服务的第二位,不仅体现了健康教育是公共卫生服务体系建设的重要组成部分,还充分反映了党和政府对健康教育工作和体系建设的重视,同时说明了健康教育专业在公共卫生领域具有不可或缺的重要地位和作用。

（3）明确了健康教育的先导作用。

（4）健康教育是政府向人们提供的公共品,经费由政府财政专项保障。

三、实施健康教育服务均等化的组织保障

（一）建立多部门协调机制

要加强与乡镇政府、街道办事处、村（居）委会、社会团体等辖区其他单位的沟通和协调,共同做好健康教育工作。

（二）建立健全健康教育工作网络

县级以上（含县级）要设置健康教育专业机构,乡镇卫生院和城市社区卫生服务中心（站）要配备专（兼）职健康教育人员。所有地级市及以上均要设

置健康教育所,有条件的县(区、市)可设置健康教育所,没有条件的县(区、市)应在当地疾病预防控制中心设置健康教育科。健康教育机构要配备固定的专职健康教育专业人员,指导当地开展健康教育工作。

(三)加强健康教育专(兼)职人员能力建设

针对目前我省健康教育人才匮乏、队伍整体素质不高的现状,省健康教育中心(所)将组织各方面专家对全省市、县级健康教育专业人员进行有关医学知识、社会动员、计划设计、组织指导、健康传播、监测与评价和《健康66条》等方面的培训。经过培训的市、县级健康教育专业人员要对乡镇卫生院和城市社区卫生服务机构的专(兼)职健康教育人员进行相关培训。村级健康教育骨干由乡镇卫生院专业人员负责进行培训。通过层层培训,提高全省各级健康教育专(兼)职人员的业务能力。乡镇卫生院和社区卫生服务中心应配备专(兼)职人员开展健康教育工作,每年接受健康教育专业知识和技能培训不少于8个学时。

(四)规范健康教育活动

各地要制定健康教育年度工作计划,保证其可操作性和可实施性。健康教育内容要通俗易懂,并确保其科学性、时效性。要有完整的健康教育活动记录和资料,包括文字、图片、影音文件等,并存档保存。每年做好年度健康教育工作的总结评价。要充分发挥健康教育专业机构的作用,接受健康教育专业机构的技术指导和考核评估。

(五)发挥中医保健作用

运用中医理论知识,在饮食起居、情志调适、食疗药膳、运动锻炼等方面,对城乡居民进行指导。在健康教育印刷资料、音像资料、宣传栏更新内容以及讲座、咨询活动等方面,应有一定比例的中医药内容。

四、健康教育服务均等化的主要策略

(一)积极落实"社会大卫生"策略

健康教育服务均等化涉及面广、任务重,单靠卫生部门一家来实施,难度很大。要充分利用爱国卫生运动和亿万农民健康促进行动等多部门合作平台,广泛发动各成员部门参与,利用各种资源开展健康教育工作。

(二)广泛调动基层医疗卫生人员的工作积极性

基本公共卫生服务项目以县为实施单位,主要通过城市社区卫生服务中心(站)、乡镇卫生院、村卫生室等城乡基层医疗卫生机构免费为全体居民提供。健康教育工作各项活动最终都是靠基层广大医务人员来落实,所以必须通过各种途径调动他们的积极性。

（三）积极落实"一级预防"策略

健康教育贯穿于整个三级预防体系，但鉴于目前的状况，我们工作的重心是针对全体居民的健康教育和对有高危因素人群开展健康保护的一级预防，总体而言是开展健康人群和亚健康人群的行为干预。对于已经发病的群体，则应配合其他基本公共卫生服务进行干预。

（四）重视评估，重点优先

健康教育服务均等化项目内容纷繁复杂，即便是侧重于一级预防，工作范围和工作负担依然繁重，所有内容全面铺开则工作质量将难以保障。各地应通过健康需求评估，选择最重要的卫生问题以及最主要的危险因素，有选择、有重点地开展健康教育工作，做到因地制宜，有所侧重。通过试点不断积累经验，逐步展开各项内容。

第五节　基层医疗卫生机构的健康教育职责

一、健康教育是基层医疗卫生机构的主要职责

《国务院办公厅转发国务院体改办等部门关于农村卫生改革与发展指导意见的通知》（国办发〔2001〕39号）要求乡镇卫生院应以公共卫生、预防保健为主，加强宣传教育，普及医药科学知识，倡导文明健康的生活方式，明确了农村地区乡镇卫生院应承担健康教育工作职责。

《国务院关于发展城市社区卫生服务的指导意见》（国发〔2006〕10号）对社区卫生服务机构职责进行了明确定义。社区卫生服务机构提供公共卫生服务和基本医疗服务，具有公益性质，不以营利为目的。要以社区、家庭和居民为服务对象，以妇女、儿童、老年人、慢性病人、残疾人、贫困居民等为服务重点，以主动服务、上门服务为主。开展健康教育、预防、保健、康复、计划生育技术服务和一般常见病、多发病的诊疗服务。健康教育被列至社区卫生服务机构六位一体功能的首位，卫生服务机构承担健康教育工作职责。

《医药卫生体制改革近期重点实施方案（2009—2011年）》（国发〔2009〕12号）医药卫生体制改革重点提出健全基层医疗卫生服务体系，促进基本公共卫生服务逐步均等化。其中要求基本公共卫生服务覆盖城乡居民。制定基本公共卫生服务项目，明确服务内容。从2009年开始，逐步在全国统一建立居民健康档案，并实施规范管理，普及健康知识，提高公共卫生服务经费标准。2009年人均基本公共卫生服务经费标准不低于15元，2011年不低于20

元,明确了基本公共卫生服务的经费支出中包含了健康教育工作经费。

《全国健康教育专业机构工作规范》(卫妇社发〔2010〕42 号)保障措施中要求基层医疗卫生机构根据客观条件和自身工作特点,制定辖区内健康促进与健康教育计划,针对辖区内重点人群、重点疾病、主要健康问题和健康危险因素等,通过设置健康教育宣传栏、发放健康教育宣传材料、播放医学科普宣传片、开展公众健康咨询和举办健康知识讲座等形式,在辖区内广泛开展健康促进与健康教育活动,提高辖区内居民健康知识水平和健康行为生活方式的普及率,进一步明确基层医疗卫生机构承担健康教育职能。

《国家基本公共卫生服务规范(2011 年版)》对乡镇卫生院及社区卫生服务中心等的职责提出明确要求:乡镇卫生院、社区卫生服务中心(站)、村卫生室按照《规范》要求承担辖区居民的健康教育工作;乡镇卫生院、社区卫生服务中心(站)、村卫生室要制定年度健康教育计划;乡镇卫生院、社区卫生服务中心配备专(兼)职健康教育人员,同时负责村卫生室、社区卫生服务站的健康教育定期督导,并协助村卫生室、社区卫生服务站开展健康教育工作。

全国不同的省、自治区、计划单列市/直辖市也相继出台相关政策,确保健康教育专业队伍建设和保障经费支出,如:《江苏省爱国卫生条例》(2013 年 9 月 27 日江苏省第十二届人民代表大会常务委员会第五次会议通过)要求县级以上地方人民政府应当制定和实施健康教育与促进规划,加强健康教育与促进的组织、人才队伍建设,健全健康教育与促进工作网络。县级以上地方人民政府应当加大健康教育与促进财政投入,保证健康教育与促进经费不少于当地当年卫生事业经费的 5%;《关于印发〈广东省乡镇卫生院机构编制管理规定〉的通知》(粤机编〔2008〕1 号)指出乡镇卫生院的主要职责之一是开展疾病预防控制、计划免疫、卫生宣传、健康教育与咨询等公共卫生服务,指导辖区内诊所、卫生站(室)业务工作,对村医和村妇幼保健人员进行相关技能培训。各地从工作需求进一步明确了健康教育是基层医疗卫生机构的主要职责。

二、基层医疗卫生机构的健康教育设施要求

《乡镇卫生院建设标准》(建标 107—2008)第四十二条预防保健用房应根据规模和业务需要合理设置,一般应有疾病预防、妇幼保健、健康教育等用房。根据实际需要和规模大小合理设置,一般设预防保健、合作医疗管理、妇幼保健等办公室和健康教育、多功能会议室等。会议室主要是为召开会议、培训乡村医生以及卫生宣传、健康教育等服务。《江苏省乡镇卫生院基本设备装备标准》要求乡镇卫生院配备电视机、VCD 或 DVD、数码照相机等健康教育设备。

《关于印发城市社区卫生服务中心、站基本标准的通知》(卫医发〔2006

240号)提出城市社区卫生服务中心要设置预防接种室、儿童保健室、妇女保健与计划生育指导室、健康教育室。配备健康教育影像设备、计算机及打印设备、电话等通信设备、健康档案、医疗保险信息管理与费用结算有关设备等。社区卫生服务站要设置预防保健室,配置健康教育影像设备。

三、基层医务人员健康教育职责要求

（一）健康教育领导小组职责

（1）组织制定本社区卫生服务中心、乡镇卫生院健康教育工作制度、内部管理制度和工作规划、年度工作计划等。

（2）落实健康教育工作经费,研究解决健康教育业务用房、器材设备等硬件设施,保障健康教育工作的顺利开展。

（3）定期组织社区卫生服务中心、乡镇卫生院所辖科室及社区卫生服务站/村卫生室召开健康教育工作例会,及时掌握各项工作进展情况,研究解决健康教育工作中存在的问题,协调各业务科室完成健康教育工作任务。

（4）定期检查、指导和督促健康教育专(兼)职人员按工作职责开展工作。

（5）负责健康教育专(兼)职人员以及其他医护人员的业务培训活动安排工作。

（6）协调、配合上级开展健康教育调研项目,并组织实施。

（7）及时传达上级有关文件精神,并组织落实。

（二）基层医疗卫生机构健康教育负责人职责

（1）在社区卫生服务中心、乡镇卫生院主管主任、院长领导下,负责实施上级及本级机构布置的健康教育工作任务。安排本级各科室及所辖社区卫生服务站、村卫生室人员落实健康教育工作,定期进行指导、检查、监督。

（2）负责健康教育工作计划,工作总结的制定落实和汇报。

（3）设计和印刷健康教育宣传折页、健康教育处方和健康手册等资料。放置在乡镇卫生院、村卫生室、社区卫生服务中心(站)的候诊区、诊室、咨询台等处,并定期更新和补充,保障使用。

（4）社区卫生服务中心和乡镇卫生院及社区卫生服务站、村卫生室在正常应诊的时间内,在门诊候诊区、观察室、健身教室等场所或宣传活动现场播放光盘等视听传播资料。

（5）督促社区卫生服务中心、乡镇卫生院和所辖社区卫生服务站、村卫生室健康教育宣传栏的定期更换。

（6）负责组织社区卫生服务中心、乡镇卫生院及所辖社区卫生服务站、村

卫生室职工及社区群众的健康教育培训和健康知识讲座等工作,并有培训记录。

(7)利用各种健康主题日或针对辖区重点健康问题,开展健康咨询活动并发放宣传资料。定期组织健康咨询活动,注意积累保存资料。

(8)乡镇卫生院、村卫生室和社区卫生服务中心、社区卫生服务站的医务人员在提供门诊医疗、上门访视等医疗卫生服务时,要开展有针对性的个体化健康知识和健康技能的教育。

(9)完成健康教育网络报表和纸质报表工作。

(10)年底对健康教育文字及照片、声像材料进行统一归档。

(三)基层医疗卫生机构其他医务人员健康教育职责

(1)引导就医人员。解答病人就诊疑问,做好病人就诊指导工作,向病人及其家属发放相关健康教育宣传资料。

(2)门诊护士。引导病人按照就医程序正确就诊,解答病人的各种疑问,向病人或其家属发放相关健康教育宣传资料,引导病人观看医院健康教育视频。

(3)门诊医生。针对患者进行口头健康教育,为病人开出相应的健康教育处方。

(4)住院医生。对住院病人制定针对性的健康教育计划,在查房时,针对不同的病人开展健康教育,并实施行为干预。

(5)责任护士。在主管医生的指导下针对不同病人做好相应的入院、住院、出院健康教育,并进行行为干预。

(6)医技工作人员。向病人做好各项检查检验中应注意的事项等健康教育。

(7)药剂岗位工作人员。向病人及其家属做好服药注意事项等健康教育。

(8)挂号收费岗位工作人员。告知病人就诊地点,准确地让病人到相应科室就诊,详细解释费用的组成和用途。

(9)妇幼保健工作人员。开展围产期保健知识、避孕知识、优生优育和计划生育知识等健康教育宣传。

四、基层医疗卫生机构实施健康教育服务均等化的职责

(一)乡镇卫生院/社区卫生服务中心

1.日常工作

(1)负责健康教育传播资料的发放;

（2）按要求播放音像资料；

（3）开展健康主题宣传活动；

（4）按要求更新健康教育宣传栏；

（5）举办健康教育讲座；

（6）开展个体化健康教育。

2．督导、指导、培训

社区卫生服务中心和乡镇卫生院分别负责对辖区内社区卫生服务站、村卫生室的健康教育工作进行经常性督导检查、效果评价和培训。

（二）村卫生室、社区卫生服务站

（1）发放健康教育传播资料；

（2）更新健康教育宣传栏；

（3）举办健康教育讲座；

（4）开展个体化健康教育。

健康教育服务内容

第一节 中国公民健康素养——基本知识与技能(试行)

一、基本知识和理念

(1) 健康不仅仅是没有疾病或虚弱,而是身体、心理和社会适应的完好状态。

(2) 每个人都有维护自身和他人健康的责任,健康的生活方式能够维护和促进自身健康。

(3) 健康生活方式主要包括合理膳食、适量运动、戒烟限酒、心理平衡4个方面。

(4) 劳逸结合,每天保证7~8小时的睡眠时间。

(5) 吸烟和被动吸烟会导致癌症、心血管疾病、呼吸系统疾病等多种疾病。

(6) 戒烟越早越好,什么时候戒烟都为时不晚。

(7) 保健食品不能代替药品。

(8) 环境与健康息息相关,保护环境,促进健康。

(9) 献血助人利己,提倡无偿献血。

(10) 成人的正常血压为:收缩压低于140毫米汞柱,舒张压低于90毫米汞柱;腋下体温为36℃~37℃;平静呼吸16~20次/分;脉搏60~100次/分。

(11) 避免不必要的注射和输液,注射时必须做到一人一针一管。

（12）从事有毒有害工种的劳动者享有职业保护的权利。

（13）接种疫苗是预防一些传染病最有效、最经济的措施。

（14）肺结核主要通过病人咳嗽、打喷嚏、大声说话等产生的飞沫传播。

（15）出现咳嗽、咳痰 2 周以上，或痰中带血，应及时检查是否得了肺结核。

（16）坚持正规治疗，绝大部分肺结核病人能够治愈。

（17）艾滋病、乙肝和丙肝通过性接触、血液和母婴三种途径传播，日常生活和工作接触不会传播。

（18）蚊子、苍蝇、老鼠、蟑螂等会传播疾病。

（19）异常肿块、腔肠出血、体重减轻是癌症重要的早期报警信号。

（20）遇到呼吸、心搏骤停的伤病员，可通过人工呼吸和胸外心脏按压急救。

（21）应该重视和维护心理健康，遇到心理问题，应主动寻求帮助。

（22）每个人都应当关爱、帮助、不歧视病残人员。

（23）在流感流行季节前接种流感疫苗可减少患流感的机会或减轻流感的症状。

（24）妥善存放农药和药品等有毒物品，谨防儿童接触。

（25）发生创伤性出血，尤其是大出血时，应立即包扎止血；对骨折的伤员不应轻易搬动。

二、健康生活方式与行为

（26）勤洗手、常洗澡，不共用毛巾和洗漱用具。

（27）每天刷牙，饭后漱口。

（28）咳嗽、打喷嚏时遮掩口鼻，不随地吐痰。

（29）不在公共场所吸烟，尊重不吸烟者免于被动吸烟的权利。

（30）少饮酒，不酗酒。

（31）不滥用镇静催眠药和镇痛剂等成瘾性药物。

（32）拒绝毒品。

（33）使用卫生厕所，管理好人畜粪便。

（34）讲究饮水卫生，注意饮水安全。

（35）经常开窗通风。

（36）膳食应以谷类为主，多吃蔬菜、水果和薯类，要荤素搭配。

（37）经常食用奶类、豆类及其制品。

（38）膳食要清淡少盐。

（39）保持正常体重,避免超重与肥胖。

（40）生病后要及时就诊,配合医生治疗,按照医嘱用药。

（41）不滥用抗生素。

（42）饭菜要做熟,生吃的蔬菜水果要洗净。

（43）生、熟食品要分开存放和加工。

（44）不吃变质、超过保质期的食品。

（45）妇女怀孕后及时去医院体检,孕期体检至少 5 次,住院分娩。

（46）孩子出生后应尽早开始母乳喂养,6 个月开始合理添加辅食。

（47）儿童、青少年应培养良好的用眼习惯,预防近视的发生和发展。

（48）劳动者要了解工作岗位存在的危害因素,遵守操作规程,注意个人防护,养成良好习惯。

（49）孩子出生后要按照计划免疫程序进行预防接种。

（50）正确使用安全套,可以减少感染艾滋病、性病的危险。

（51）发现病死禽畜要报告,不加工、不食用病死禽畜。

（52）家养犬应接种狂犬病疫苗;人被犬、猫抓伤、咬伤后,应立即冲洗伤口,并尽快注射抗血清和狂犬病疫苗。

（53）在血吸虫病疫区,应尽量避免接触疫水;接触疫水后,应及时预防性服药。

（54）食用合格碘盐,预防碘缺乏病。

（55）每年做 1 次健康体检。

（56）系安全带（或戴头盔）、不超速、不酒后驾车能有效减少道路交通伤害。

（57）避免儿童接近危险水域,预防溺水。

（58）安全存放农药,依照说明书使用农药。

（59）冬季取暖注意通风,谨防煤气中毒。

三、基本技能

（60）需要紧急医疗救助时拨打"120"急救电话。

（61）能看懂食品、药品、化妆品、保健品的标签和说明书。

（62）会测量腋下体温。

（63）会测量脉搏。

（64）会识别常见的危险标识,如高压、易燃、易爆、剧毒、放射性、生物安全等,远离危险物。

（65）抢救触电者时,不直接接触触电者身体,会首先切断电源。

（66）发生火灾时,会隔离烟雾、用湿毛巾捂住口鼻,低姿逃生;会拨打火警电话"119"。

第二节　母婴健康素养——基本知识和技能(试行)

一、基本知识和理念

（1）促进母亲和婴儿健康,提高出生人口素质,是每一位公民的社会责任。

（2）准备结婚的男女双方应当到医疗保健机构接受婚前保健服务。

（3）怀孕和分娩是人类繁衍的生理过程,应当做到有计划、有准备。准备生育的夫妇,应当到医疗保健机构接受孕前保健服务。

（4）吸烟与被动吸烟会导致流产、死胎、早产、低出生体重。

（5）准备怀孕的妇女和孕妇,应当避免接触生活及职业环境中的有毒有害物质,避免密切接触宠物。

（6）孕前3个月至孕早期3个月补服叶酸可预防胎儿神经管缺陷。

（7）产前检查内容主要包括测量血压、体重、宫高、胎位、胎心率,血、尿化验和B超检查等。

（8）首次产前检查应当做乙肝、梅毒和艾滋病检查。

（9）产前诊断可发现胎儿某些先天性缺陷和遗传性疾病。35岁以上的孕妇属于高龄孕妇,应当进行产前诊断。

（10）孕妇正常血压为:收缩压低于140毫米汞柱,舒张压低于90毫米汞柱。

（11）孕妇血红蛋白应当不低于110克/升。

（12）怀孕期间,如果出现高热、头晕、头痛、呕吐、视物不清、阴道出血、腹痛、胎膜破裂(破水)、胎动异常等情况,应当立即去医疗保健机构就诊。

（13）怀孕24~28周,建议做妊娠期糖尿病筛查。

（14）足月产是指怀孕37~42周之间分娩。

（15）自然分娩是对母婴损伤最小、最理想的分娩方式。

（16）临产的征兆为:出现规律、伴有疼痛且逐渐增强的子宫收缩,每次持续30秒或以上,间隔5~6分钟。

（17）在孕产期各阶段,孕产妇都可能出现不同程度的心理变化,放松心情有助于预防孕期和产后抑郁。

（18）母乳是婴儿最理想的天然食物,提倡纯母乳喂养6个月。1岁以下婴儿不宜食用鲜奶。

（19）正常足月新生儿的出生体重在2500～4000克之间,超过4000克为巨大儿,不足2500克为低出生体重儿。

（20）新生儿出生后应当进行新生儿疾病筛查。

（21）新生儿可出现生理性体重下降,一般不超过出生体重的10%,出生后7～10天恢复至出生体重。

（22）新生儿生理性黄疸一般在出生后的2～3天出现,第7～10天开始逐渐消退。

（23）新生儿脐带脱落的时间一般在出生后1～2周。

（24）新生儿满月时,体重至少应当比出生时增加600克。

（25）应当保证新生儿睡眠充足,一天睡眠时间一般为16～20小时。

（26）婴儿从出生开始,应当在医生指导下每天补充维生素D 400～800国际单位。正常足月新生儿出生后6个月内一般不用补充钙剂。

（27）父母或看护人应当经常与婴儿交流,及时满足婴儿的各种需要。

（28）婴儿乳牙一般在出生后4～10个月之间萌出。

（29）婴儿出生后要按照免疫规划程序进行预防接种。

（30）婴幼儿的前囟一般在出生后12～18个月闭合。

二、健康生活方式和行为

（31）孕妇应当坚持早晚刷牙、餐后漱口。

（32）孕妇应当禁烟禁酒,最好不穿高跟鞋、不染发、少化妆,服装以舒适为宜。

（33）孕妇每天应当进行30分钟以上的适宜运动。

（34）孕妇应当至少接受5次产前检查并住院分娩。首次产前检查应当在怀孕12周以前。

（35）孕妇应当保证合理膳食,均衡营养,在医生指导下适量补充铁、钙等营养素。

（36）孕中期钙的适宜摄入量为每天1000毫克,孕晚期及哺乳期均为每天1200毫克。

（37）孕妇应当维持体重的适宜增长。孕前体重正常的孕妇,孕期增重值为12千克左右。

（38）产妇在哺乳期应当适量增加鱼、禽、蛋、肉及新鲜蔬菜和水果的摄入。

（39）产妇应当养成良好的个人卫生习惯,提倡开窗通风、刷牙、洗澡等。

（40）应当在新生儿出生后 1 小时内开始喂奶，早接触、早吸吮、早开奶，按需哺乳。

（41）从出生后 6 个月开始，需要逐渐给婴儿补充富含铁的泥糊状食物。

（42）婴儿添加辅食后可继续母乳喂养至 2 岁或 2 岁以上。

（43）产后 42 天左右，母亲和婴儿均应当接受一次健康检查。

（44）婴儿在 3、6、8、12 月龄时，应当接受健康检查。

（45）有不满 1 周岁婴儿的女职工，在每班劳动时间内可以享受两次哺乳（含人工喂养）时间，每次 30 分钟。

三、基本技能

（46）记住末次月经，学会计算预产期。

（47）孕妇一般在怀孕 18～20 周开始自觉胎动，在孕晚期应当学会胎动计数的方法。

（48）孕产妇患病应当及时就诊，在医生指导下服用药物。需要紧急医疗救助时，拨打"120"急救电话。

（49）哺乳期妇女应当采取有效的避孕措施。

（50）给婴儿添加的非乳类食物应当多样化，注意少糖、无盐、不加调味品。

（51）婴儿的咀嚼能力应当从出生后 7～8 个月开始锻炼，10～12 个月可以培养婴儿自己用勺进食。

（52）婴儿体温超过 38.5℃，需要在医生指导下采取适当的降温措施。

（53）婴儿发生腹泻时，不必禁食，可以继续母乳喂养，及时补充液体，以避免发生脱水。

（54）数呼吸次数可早期识别肺炎。在安静状态下，出生后 2 天～2 个月的婴儿呼吸频率不超过 60 次/分，2 个月～12 个月不超过 50 次/分。

（55）避免婴儿发生摔伤、烧烫伤、窒息、中毒、触电、溺水等意外伤害。

第三节　中国公民环境与健康素养（试行）

一、基本理念

（1）良好的环境是生存的基础、健康的保障。

（2）健康的维持、疾病的发生与多种环境因素相关。

（3）环境污染是影响健康的重要因素。

（4）环境污染造成健康危害的大小与暴露程度有关。

（5）老人、孕妇和儿童对环境危害更敏感。

（6）环境与健康安全不存在"零风险"。

（7）重视自我防护，可预防或减轻环境污染带来的健康危害。

（8）每个人都有保护环境、维护健康的责任。

二、基本知识

（9）空气污染会对呼吸系统、心血管系统等产生重要影响。

（10）削减机动车污染物排放可改善城市环境空气质量。

（11）雾霾天应尽量减少户外活动。

（12）关注室内空气污染，注意通风换气。

（13）安全的饮水是保证人体健康的基本条件。

（14）保障饮水安全，首先要保护好水源。

（15）表象清洁的水不一定安全。

（16）讲究饮水卫生，不宜直饮生水。

（17）土壤污染会影响整体环境质量，危害人体健康。

（18）保护土壤环境质量是保障农产品安全的重要手段。

（19）日常生活中难以避免接触辐射，但不用谈"核"色变。

（20）噪声污染会影响健康，不做噪声的制造者。

（21）保持环境卫生，减少疾病发生。

（22）合理处置生活垃圾，既保护环境，也利于健康。

（23）保护生物多样性，与自然和谐共处。

（24）要注意工作和生活中有毒有害物带来的污染及健康危害。

（25）良好的卫生或行为习惯可预防儿童铅中毒。

三、基本技能

（26）发生环境与健康事件时，应按政府有关部门的指导应对。

（27）遇到污染环境危害健康行为时，主动拨打"12369"热线投诉。

（28）能识别常见的危险标识及环境保护警告图形标志。

（29）积极关注并通过多种途径获取环境质量信息。

（30）主动有序参与环境保护，合理维护个人和社会公共环境权益。

第四节 重点人群健康教育

一、0～36个月儿童家长健康教育信息

（一）新生儿期保健

1. 母乳喂养的优点

（1）母乳中所含营养物质最适合婴儿的消化吸收；

（2）母乳中含有的丰富的免疫蛋白和免疫细胞能提高婴儿免疫功能；

（3）吸吮时的肌肉运动有助于面部正常发育，且可预防因奶瓶喂养引起的龋齿；

（4）增强母婴间情感联系；

（5）促使子宫收缩，减少产后出血；

（6）延迟月经复潮及排卵，利于产后恢复；

（7）降低母亲患乳腺癌、卵巢癌的危险性。

2. 母乳喂养指导

（1）婴儿出生后1小时内即可开始喂奶；

（2）哺乳前应洗净双手，用清洁热毛巾擦洗乳头；

（3）按孩子的需要哺乳，不要让宝宝边吃边睡、边吃边玩；

（4）哺乳时让婴儿吸完一侧乳房再吸另一侧，当母婴暂时分离时，要挤奶排空乳房；

（5）母亲喂完奶后，要挤出一滴奶涂在乳头上，以保护乳头皮肤健康；

（6）吸空母乳后，要轻轻拍婴儿背部，排出空气；

（7）母乳喂养可持续到1岁以上，夏季不适宜断奶；

（8）母亲患肺结核、心脏病、肝病、肾病、糖尿病、精神病等有医学指征的疾病不宜母乳喂养；

（9）婴儿出生4～6个月内，母乳能满足孩子全部的营养需要，婴儿4～6个月要开始添加辅食。

3. 新生儿黄疸

（1）什么是新生儿黄疸？

新生儿黄疸是新生儿一种很常见的疾病，主要表现为皮肤、黏膜、巩膜发黄，宝宝食欲不振、不安躁动，体温可能有所上升。临床上有60%的足月产宝宝在出生后一周内会出现黄疸，80%的早产儿会在出生后24小时内出现黄疸。新生儿黄疸有生理性黄疸和病理性黄疸两种。生理性黄疸是宝宝出生后两三天以后开始出现,一般七天开始消退,两周左右大部分黄疸消退干净。病理性黄疸出现的时间非常早,生后一两天之内就会出现,且迅速加重,消退也比较晚,有的两三周甚至一个多月都消退不了,或者逐渐消退以后又反弹加重。

（2）预防与护理

① 母亲妊娠期间,应注意饮食有节,不食生冷,不过饥过饱,并忌烟酒和辛热之品,以防损伤脾胃;

② 如曾生过有黄疸婴儿的妇女,再次妊娠时应采取措施加以预防;

③ 婴儿出生后,密切观察其巩膜黄疸情况,发现黄疸应尽早治疗,并观察黄疸色泽变化,以了解黄疸的进退;

④ 注意观察黄疸婴儿的全身症状,有无精神萎靡、嗜睡、吮乳困难、惊悸不安等症状,及早发现病理性黄疸患儿并及时处理;

⑤ 注意保护婴儿皮肤、脐部及臀部清洁,防止破损、感染。

4. 儿童计划免疫时间表

儿童计划免疫时间表如表2-1所示。

表2-1　儿童计划免疫时间表

年龄	疫苗名称										
	乙肝疫苗	卡介苗	脊灰疫苗	百白破疫苗	白破疫苗	麻风疫苗(麻疹疫苗)	麻腮风疫苗(麻腮腮疫苗或麻疹疫苗)	乙脑减毒活疫苗	A群流脑疫苗	A+C群流脑疫苗	甲肝减毒活疫苗
出生时	第1剂	1剂									
1月龄	第2剂										
2月龄			第1剂								
3月龄			第2剂	第1剂							
4月龄			第3剂	第2剂							
5月龄				第3剂							
6月龄	第3剂								接种2剂次,第1、2剂次间隔3个月。		
8月龄						1剂		第1剂			
18月龄				第4剂			1剂				1剂
24月龄								第2剂			
3周岁										第1剂	
4周岁			第4剂								
6周岁					1剂					第2剂	

5. 早产儿的护理

早产儿是指胎龄达 28 周至未满 37 周活产婴儿。早产儿由于组织器官发育不成熟,功能不全,生活能力差,抵抗力低,因此要加强护理。

(1)注意保暖。室内温度应保持在 20℃～25℃,被窝的温度应保持在 30℃～32℃,房间要经常开窗,保持空气流通。

(2)精心喂养。早产儿体重增长快,营养供给要及时,最好是母乳喂养。

(3)防止感染。除专门照看孩子的人外,最好不要让其他人走进早产儿的房间。专门照看孩子的人,在给孩子喂奶或做其他事情时,要换上干净、清洁的衣服,洗净双手。

(4)保持安静。早产儿的居室要保持安静、清洁,进入早产儿的房间动作要轻柔,换尿布、喂奶也要非常轻柔。

6. 新生儿脐带护理

(1)在脐带脱落以前,须保持局部清洁干燥。脐带一旦被水或被尿液浸湿,要马上用干棉球擦干,然后用 75% 的酒精棉签消毒。脐带脱落之前,不能让宝宝泡在浴盆里洗澡。可以先洗上半身,擦干后再洗下半身。

(2)经常检查包扎的纱布外面有无渗血。如果出现渗血,则需要重新结扎止血;若无渗血,只要每天用 75% 的酒精棉签轻拭脐带根部,等待其自然脱落。在正常情况下,脐带在出生后 3～7 天脱落。

(3)脐带脱落后脐窝内常常会有少量渗出液,可用 75% 的酒精棉签卷清脐窝,然后盖上消毒纱布。切忌往脐部撒"消炎药粉",以防引起感染。

(4)如果脐周皮肤有红、肿、热,小儿出现厌食、呕吐、发热或体温不升,提示有脐炎,应立即去医院诊治。

7. 佝偻病的预防

(1)母亲在怀孕期间应加强营养,多吃些富含蛋白质及维生素 D 的食物,并要多晒太阳。

(2)尽量采用母乳喂养,母乳中所含的钙、磷比例适当,易于吸收、利用。

(3)多晒太阳。每天坚持晒太阳 2 小时左右,就能满足小儿对维生素 D 的需要。但要注意:夏天晒太阳时最好在树荫下,避免阳光直晒;冬天不可隔着玻璃晒太阳,以免减少紫外线的吸收。

(4)必要时添加维生素 D。

8. 从小培养良好卫生习惯

(1)做到"六勤",即勤洗手、勤剪指甲、勤洗澡、勤换衣、勤洗头理发、勤刷牙。

(2)做到"六不",即不随地大小便、不随地吐痰、不喝生水和不吃不干净的东西、不乱丢果皮纸屑、不在光线不好的地方看书写字、看电视不要太近或太久。

9. 儿童用药原则

能吃药就不打针,能打针就不输液。口服给药是最安全、最方便、最经济的用药方式。注射和输液较口服给药更容易出现毒性和副作用,而且还有传播疾病的风险。必须注射或者输液时,应做到"一人一针一管"。

10. 小儿有病不停食

孩子生病时,食欲下降,吸收减少,影响生长速度和体质状态。所以要增加母乳喂养次数,鼓励孩子少食多餐,为他们提供软的、容易消化的、喜爱的水果、蔬菜和其他食物。

（二）婴儿期保健

1. 婴儿期保健重点

（1）提倡母乳喂养,合理添加辅食,指导断奶。

（2）定期做健康检查和体格测量。

（3）预防疾病,防止发生意外,促进生长发育。

（4）完成基础计划免疫。

（5）促进感知觉的发展,加强体格锻炼。

2. 科学断奶

（1）选择最佳时间。宝宝在 10～12 个月时已逐渐适应母乳以外的食品,胃内的消化酶日渐增多,肠壁的肌肉也发育得比较成熟,是断奶的最好时机。

（2）选择最佳季节。一般选择春末或秋天气候较为温和的时候,生活方式和习惯的改变对宝宝的健康冲击较小。

（3）妈妈要做好断奶后的心理准备。

（4）科学的断奶方法:

① 从 10 个月起,每天先给宝宝减掉一顿奶,相应加大离乳食品的量。过1 周左右,如果妈妈感到乳房不太发胀,宝宝消化和吸收的情况也很好,可再减去一顿奶,并加大离乳食品的量,逐渐断奶。

② 如果宝宝恰逢生病、出牙,或者在换保姆、搬家、旅行及妈妈要去上班等情况下,最好先不要断奶,否则会增大断奶的难度。

③ 断奶不可采用仓促、生硬的方法,这样只会使宝宝缺乏安全感而不愿进食。

④ 在断奶期间,妈妈花较多的时间来陪伴他,以抚慰宝宝的不安情绪。

⑤ 断奶可能会使妈妈出现沮丧、易怒等负面情绪,同时还伴有乳房胀痛、滴奶等状况,可进行热敷并将奶水挤出,以防引起乳腺炎。

（5）婴儿饮食要点：

① 宝宝断奶后就少了一种优质蛋白质的来源，所以除了给宝宝吃鱼、肉、蛋外，每天还一定要喝牛奶，它是断奶后宝宝理想的蛋白质来源之一。

② 食物宜制作得细、软、烂、碎，而且食物种类要多样，这样才能得到丰富均衡的营养。

③ 一餐不要吃得太多，每天进餐 5 ~ 6 次。

④ 注重食物的色、香、味，增强宝宝进食的兴趣。

⑤ 为宝宝营造良好的进餐环境，促进宝宝的食欲。

（6）科学安排食谱：

① 每天喝 250 ~ 500 毫升牛奶或豆浆。

② 主食以谷类为主。

③ 高蛋白的食物约 25 ~ 30 克。

④ 吃足量的蔬菜。

⑤ 吃足量的水果。

⑥ 每周吃 1 ~ 2 次动物肝脏和血。

3. 婴幼儿不同时期的养育重点

（1）3 月龄宝宝。丰富感觉学习内容，多看、多听、多触摸；增加手部精细运动能力的锻炼；防止宝宝睡"倒觉"；开始定期带宝宝去体检；增加大小肌肉运动能力的训练；要经常给宝宝洗头；正确对待生理性腹泻；别轻视宝宝入睡后打鼾；重点训练俯卧抬头、四肢运动和触握能力；培养宝宝的视听能力；训练宝宝的社交能力。

（2）7 月龄宝宝。训练宝宝学坐便盆；培养宝宝良好的睡眠习惯；鼓励宝宝的模仿行为；提高宝宝对语言的理解力；根据月龄特点合理添加辅食；让宝宝学习坐起来吃饭；帮助宝宝学习爬行；注意让宝宝慢慢适应陌生人；及早发现宝宝贫血；发展宝宝的手眼协调能力和认知能力。

（3）12 月龄宝宝。训练独站和行走的能力；引导宝宝说话，提高宝宝对语言的理解能力；培养宝宝的认知和社交能力；完成断奶过渡期，注意合理膳食；注意断奶后的科学喂养；帮助宝宝开始蹒跚学步。

（4）12 ~ 24 月龄宝宝。训练走、跑、跳、平衡、攀登、上下楼、投掷等运动功能；通过握、捏、搭、折、捡、穿扣眼等动作的训练，提高手的灵活性和手眼协调能力；进一步丰富词汇量和句型，提高语言表达能力；养成良好生活习惯，提高自我服务能力；合理膳食，多吃蔬菜、水果、蛋、肉、鱼，少吃高脂、高糖食物，预防肥胖。

二、早期教育

早期教育(简称早教)是对 0～6 岁婴幼儿及其父母、婴幼儿与父母或养育者之间开展的,有助于身体、情感、智力、人格、精神等多方面协调发展与健康成长的互动式活动。婴幼儿时期是孩子神经系统发育最快、各种潜能开发最为关键的时期,是进行教育的好时机。

(一) 早教原则

1. 兴趣原则

只要引起孩子兴趣,他们也可以长时间地专注于一项活动。父母要多发现孩子的兴趣,为孩子创造学习识字和阅读的情境。

2. 生活化原则

生活中,现成的"教材"无处不在,而且孩子对它们非常感兴趣。让孩子阅读各种生活用品上的文字不但能培养他的阅读能力,而且能帮助他拓展生活空间。

3. 教育性原则

2～3 岁的孩子正是观察和模仿能力最强的时候,但他们对行为的辨别能力还不是很强,因此教他们识字阅读时也要注意教育性原则。

(二) 早教的重要内容

1. 爱的教育

父母亲属可以通过注视、微笑、拥抱、抚摸、亲昵等动作形式,将爱的信息传达给孩子,使孩子随时随地都能感受到别人对他无私的爱。同时,还要创造欢愉的家庭气氛,使孩子感受到温馨和愉悦。只有在爱的环境下,孩子才对周围有信任感和安全感。

2. 丰富的感官刺激

郊外的花草树木,街上熙熙攘攘、不断变动的画面,动听的音乐等,都是对孩子的大脑和心理发育和发展有好处的感官刺激信息。应多带孩子到处看看、听听、摸摸,让他们感知、熟悉周围的事物,开阔视野,增长见识。

3. 发展语言能力

应创造机会让孩子听、说,多采取对话的形式,帮助发展语言能力。

4. 培养良好的行为习惯

培养孩子有规律的生活,按时睡觉;不吃零食,不偏食,不挑食;培养孩子的自立精神,如自己吃饭,自己穿衣,自己上厕所;做些力所能及的家务劳动,比如擦桌子,收拾东西。对小孩子,则可以采取奖赏的办法,使期望行为得到强化。

5. 培养良好的个性心理品质

将孩子放在群体中生活,鼓励他与同伴交往。教育孩子懂礼貌,懂得关心他人,有勇气和毅力,跌倒了不哭等。

（三）早教六大形式

（1）良好的环境濡染。

（2）丰富的生活游戏。

（3）亲情的榜样影响。

（4）有趣的学习活动。

（5）伙伴的自由交往。

（6）积极的心理暗示。

（四）早教的误解

1. 教育对象的误解

早期教育不只是对婴幼儿的教育,更是对父母与养育者的教育。父母与养育者不提升自己的教育水平与心理素质,很容易将早教导向更大的误区。

2. 教育目的的误解

许多家长以为早教就是提前学习英语、识字与数学,结果导致孩子从小学开始就厌倦上学。早期教育是身体、情感、智力、人格、精神全面成长的教育,学知识并非它的唯一目标。

3. 教育内容的误解

对教育目的的误解必然导致教育内容的偏失。有些家长让孩子很早就学写字,读英语,学画画,学钢琴。

4. 教育方式的误解

中国人长期习惯了灌输式教育,很多父母自己是被灌过来的,也无形中认同了这些模式。即使他们反对灌输,也还是做不到不灌输。对话与互动才是早期教育最有效的方式。

（五）早教注意事项

1. 孩子和父母交流必不可少

通过谈话、做游戏、做运动等方式来实现良好沟通,让亲子关系更融洽,对于孩子以后注意力以及行为习惯的培养都非常重要。

2. 早教不等同于教育训练

早教不是单纯给孩子额外的训练,家长要做到"以情为先""以养为主、教养结合",每天至少花一小时与孩子进行语言交流,与他们在生活与游戏中良好互动等。

3. 需顺应孩子的发展规律

早教需要根据不同年龄段的生理、心理特点,顺应孩子的发展规律,循序渐进地进行教育,不能操之过急。

4. 应以安全第一

早期教育过程中,家长或教员不可为了达到某个课程目的而不考虑安全隐患。

三、青少年健康教育

（一）生理和心理卫生

(1) 青春期的年龄因人而异,大多在 9~18 岁之间。

(2) 人们通常把月经初潮和首次遗精作为女孩子和男孩子性成熟的标志。

(3) 在身体的成长中,身高的生长速度最快也最早,其中腿部又比身体其他部位长得更快。女孩大约到了 16 岁就不再长高,而男孩则要持续到 19、20 岁。

(4) 青春期体重的增加主要是骨骼、肌肉、脂肪、内脏器官和皮下组织的生长,但是男孩和女孩体重增加的侧重点不同。女孩主要表现为皮下脂肪的堆积,男孩主要表现为肌肉增长和肌力增大。

(5) 第二性征是指男女两性在到达青春期时,由于性激素影响,出现了一系列与性别有关的特征。男子的第二性征包括长出体毛(胡须、腋毛、阴毛)、变声、外生殖器的发育、精液的分泌、出现男性特有的气味等。女子的第二性征包括长出体毛(腋毛、阴毛)、子宫及卵巢的发育、月经的开始、乳房的隆起,出现女性特有的气味等。

(6) 遗精是由于睡觉时被子太厚,体温升高引起;膀胱憋尿、内裤过紧、白天剧烈运动后也会引起夜间遗精。

(7) 月经是一个妇女在整个生殖阶段,周期性的子宫出血经过阴道排出体外。每次月经持续 4~7 天,每个周期为 28~35 天。月经是妇女的一种正常生理现象,多数妇女在月经期无明显症状,少数妇女可有乳房发胀、头痛、失眠、心慌、下腹胀痛和情绪不安等症状。

(8) 女孩子经期可以上体育课,但不要剧烈运动和游泳;经期不吃冷饮和辛辣刺激性食物;每天清洗外阴,温水淋浴。男孩子内裤不要穿得太紧,每天换洗,清洗包皮垢,保持生殖器清洁。

(9) 女孩子 9~12 岁时乳房开始发育,应及时佩戴合适的胸罩。

(10) 青春期孩子具有以下心理特征:成人感与幼稚感并存;有独立性行

为;想开放但又自封;渴望与异性交往;做事带有冲动性;逆反心理。

（11）青春期的心理问题来源于人际交往、性烦恼和性困惑、心理障碍和学习压力。

（12）青少年要热爱生活,树立理想和信念;规律生活,经常锻炼身体,去掉不良嗜好;与老师、家长、同学多沟通,调整好情绪;遇到心理困惑及时找心理医生倾诉。

（二）生活健康

（1）每天保证至少 8 小时睡眠,晚上 10 点之前上床睡觉。

（2）每天早晚各刷牙一次,每次 3 分钟,牙刷 3 个月更换一次。

（3）中小学生饮食要做到膳食平衡,种类多样,比例适当,不挑食,不偏食。

（4）养成吃早餐的好习惯。不吃早餐,会造成低血糖,使人精神不振,严重影响记忆力;易患胃炎、溃疡病等慢性疾病;诱发胆结石。

（5）在日常生活中做到"三勤二不要":

① 勤洗手,常剪指甲;

② 勤洗澡,常换衣服;

③ 勤洗头,常理发;

④ 不随地吐痰;

⑤ 不吸烟,不喝酒。

（6）养成良好的体育锻炼习惯。

（7）养成良好的用眼习惯。不在床上、行走时、车内、强光或暗光下看书;读书写字时,眼睛与桌面应保持一尺的距离;勤做眼保健操,定期检查视力。

（8）拒吸第一支烟。

（三）安全教育

1. 远离毒品

吸毒毁灭自己的身体,破坏家庭,危害社会。青少年交友须慎重,不涉足网吧、舞厅等未成年人禁入场所。

2. 预防意外伤害

遵守交通规则,骑车不带人;过马路时要走斑马线,穿过马路要先看左边,再看右边;不要翻越道路中央的安全护栏和隔离墩;不要突然横穿马路,特别是马路对面有熟人、朋友呼唤,或者自己要乘坐的公共汽车已经进站时。

3. 饮食安全

饭前饭后、便前便后洗手;不吃路边摊点上的不卫生食品;生吃瓜果要洗净;不随便吃野菜野果;不吃腐烂变质的食物;不喝生水。

4. 课间安全

课间不追逐、不打闹,上下楼梯靠右行,不从楼梯的扶手上下滑,行至拐弯处,要放慢脚步,预防相撞。

5. 运动安全

遵守运动规则,防止意外伤害。饭前和饭后半小时之内不宜剧烈运动,更不要空腹进行运动,运动后不宜大量饮水或立刻吃冷饮。

6. 外出安全

外出时要告诉父母自己去哪里,大约何时回来,与谁在一起,联系方法是什么;尽可能结伴而行;单独外出要走灯光明亮的大道,不抄近道,不走小路;不搭乘陌生人的顺路车。

四、妇女健康教育核心信息

(一)妇女重要时期保健

1. 月经期

(1)月经期间出现情绪波动、食欲差、腰酸、疲劳等症状,是正常现象。

(2)每次月经都会使血液的主要成分血浆蛋白、钾、铁、钙、镁等丢失。在月经干净后 1～5 日内,应补充蛋白质、矿物质及补血的食品,如牛奶、鸡蛋、牛肉、胡萝卜及新鲜蔬菜和水果等。

(3)饮食应忌生冷,宜温热;忌酸辣,宜清淡。

2. 妊娠期和围产期

(1)孕妇如果在怀孕头三个月内缺乏叶酸,可导致胎儿神经管发育缺陷,增加脊柱裂、无脑儿的发生率。到了孕中期、孕晚期,母体的血容量增加,乳房、胎盘发育,使得叶酸的需要量大增。若此时叶酸不足,孕妇易发生胎盘早剥、妊娠高血压综合征等病症。

(2)妇女从怀孕前三个月至怀孕后三个月内,服用叶酸片有利于预防胎儿神经管缺陷,使胎儿患神经管缺陷的危险减少 50%～70%。到了孕晚期,可根据情况,在医生指导下适当服用叶酸。

(3)如果准备怀孕了,可到村卫生室或乡镇卫生院免费领取叶酸片。

(4)叶酸不宜与维生素 C 同时服用,如果在补充叶酸的同时服用维生素 C 及维生素 B2、B6,由于两者的稳定环境相抵触,吸收率都会受影响。两者服用时间最好间隔半个小时以上。

(5)主动婚检,以便发现疾病,保证婚后的婚姻幸福。怀孕后要及时到医院进行检查,孕期至少进行 5 次产前检查。

(6)怀孕后多吃营养丰富的食物,不要喝酒和抽烟。

（7）妊娠40天左右可出现食欲不振、厌油、恶心、晨起呕吐等早孕反应，只需注意调节饮食，解除心理顾虑，适当休息即可。如果呕吐十分严重或者发现体重减轻，应该就医。

（8）孕期中，由阴道排出的白色物质增多是正常的。但如果伴随瘙痒、灼热或有异味，则可能患有生殖器感染，应及时治疗。如果排出物中带血或有黏液，或者量大且呈水状，应立即看医生，有可能会早产。

（9）怀孕后尽量不要长时间站立，以免出现静脉曲张。

（10）多喝水，多吃水果、蔬菜和富含纤维的食物，防止便秘。

（11）多吃含钙的食物，如牛奶、芝麻和绿色宽叶蔬菜，防止脚或腿抽筋。

（12）有些妊娠期下肢浮肿现象是正常的，尤其是那些必须整天站立的妇女。休息时，向左侧躺下。如果脚浮肿严重，应该及时就医。

（13）孕期高危人群：贫血、糖尿病、高血压患者；35岁以上第一次妊娠的孕妇；17岁以下的孕妇；以前怀孕出现过问题的孕妇；残疾的孕妇。

（14）孕妇在怀孕期间，特别是在妊娠3个月内应避免做X线检查。如果确因病情需要，可尽量安排在妊娠7个月后进行。

（15）孕妇发热对胎儿有不良影响。孕妇如果出现发热，要积极治疗，但注意要在医生指导下用药，以避免有些药物对胎儿产生副作用。

（16）妊娠开始的头3个月和末3个月应避免性生活，以防引起流产、早产、胎膜早破。妊娠中期的性生活也应加以节制，以免影响母胎健康。

（17）有慢性病的妇女应先治疗疾病后怀孕。不要私自乱用药，尤其是妊娠的前3个月内。

（18）临产先兆孕妇一般表现为先是有小便次数增多、走路不适的感觉，接下来就会感到下腹部一阵阵发硬或腰部有些疼痛。这种感觉就是告诉孕妇，初次宫缩开始了。

（19）尽量选择顺产，出现胎位不正、胎儿过大、孕妇有妊娠期高血压等情况时才选择剖宫产。

（20）孕妇生产前要做好精神上的准备，在生产时家人的支持和正确的呼吸能够起到减轻疼痛的作用。

（21）产后1小时可让产妇进流食或清淡半流食；产后4小时内鼓励产妇尽早自行排尿。鼓励多吃蔬菜及早日下床活动。母婴同室，做到早接触、早吸吮。产后1小时可以开始哺乳，此时乳房内乳量虽少，但可通过新生儿吸吮动作刺激泌乳。哺乳期每天沐浴时用肥皂水清洗乳房，每次哺乳前清洁乳头。多喝有营养的汤汁，保证乳汁充盈。

（22）产妇应于产后6周去医院做产后健康检查。

3. 更年期

（1）更年期是女性生活中的一个自然过渡时期，并非病态情况，也不是健康问题。更年期由于体内的雌激素和孕激素分泌开始慢慢减少，部分女性会出现潮热、出汗、阴道干燥、情绪波动、睡眠不好等症状。

（2）约有 2/3 的女性在更年期会出现不同程度的潮热、多汗症状。

（3）情绪不稳定是更年期较为常见的症状，表现为有时急躁易怒，有时又抑郁淡漠，还会猜疑多虑等。

（4）尽可能保持良好精神状态，做到乐观豁达、积极向上、精神放松，避免心理失衡。

（5）尽可能多地参加社会活动，充实生活内容，更好维护心理健康。

（6）我国女性更年期一般为 45～50 岁，这时期不要偏食，粗细搭配，按时用餐，避免过饱，尽量减少脂肪、胆固醇、盐、糖类和酒等五种物质的摄入，蔬菜和粗粮可通便、预防痔疮及大肠癌的发生。不宜吸烟、喝酒和咖啡。养成每日饮用 1～2 杯奶的习惯对防止更年期骨折很有帮助。

（7）宫颈癌和乳腺癌是女性常见恶性肿瘤，严重影响妇女身心健康甚至危及生命。开展两癌检查，可早发现、早诊断、早治疗，对两癌高危人群实施预防性保护措施，降低病死率。

（8）35～59 岁的农村妇女可在定点医疗保健机构接受免费宫颈癌和乳腺癌检查。

（9）妇女两癌检查的方法：宫颈癌采用宫颈脱落细胞巴氏涂片检查，乳腺癌采用彩色多普勒超声检查的方法。

（10）进行宫颈脱落细胞学检查前 48 小时，不要有性生活，避免阴道冲洗，否则不能真实反映宫颈的情况。检查当日清晨排空大便，检查前 10 分钟排空小便。

（二）妇女常见病的防治

1. 月经不调

（1）每个女人的月经周期都不相同，从 21 天到 35 天不等，关键是看每次周期是否准时。

（2）正常的月经量应该是每次 60 毫升。如果每次少于 30 毫升或者多余 180 毫升则不正常。

（3）经血被阻塞在同一个区域而没有及时排出，5～10 分钟就会形成血块，常出现在早晨刚起床或者久坐之后，属正常现象。

（4）月经不调是妇科常见病，表现为月经周期或出血量的紊乱，或者月经前、经期时的腹痛及全身症状。

（5）月经不调原因：① 情绪异常，长期的精神压抑或遭受重大精神刺激和心理创伤。② 寒冷刺激使盆腔内的血管过分收缩引起月经过少甚至闭经。③ 节食致使雌激素合成障碍。④ 嗜烟酒。⑤ 电磁波。

（6）家庭保健。生活有规律，不熬夜、不吸烟、不喝酒，避免过度劳累和剧烈运动；经期勿淋雨涉水，以避免使小腹受寒；饮食上多吃含有铁的滋补性食物，如乌骨鸡、鱼子、虾、淡菜、胡桃仁等；不喝咖啡、茶等饮料，避免冷饮；调整心态，保持愉悦的心情。

2. 继发性闭经

（1）继发性闭经是指妇女曾经有规律月经来潮，但因某种病理性原因而停经 6 个月以上者。初潮前、妊娠期、哺乳期、绝经后和应用某些长效避孕药时，不来月经是正常现象。

（2）继发性闭经的原因：营养缺乏，特别是蛋白质、维生素的缺乏；外界因素，如受精神刺激、过度紧张、寒冷刺激等；疾病因素，如严重贫血、子宫内膜结核、刮宫后引起的宫腔粘连、肿瘤或内分泌系统疾病等。

（3）家庭保健：保持轻松心情，避免过分紧张；合理饮食，不要暴饮暴食；注意经期保健，做好护理工作。

3. 痛经

（1）痛经是指在经期、经行前后出现周期性腹痛，痛及腰骶。每随月经周期而发，严重者可伴恶心呕吐、冷汗淋漓、手足厥冷，甚至昏厥，给工作及生活带来影响。

（2）痛经的原因：子宫壁肌肉痉挛收缩而导致疼痛；天气寒冷或衣着过少而受凉，导致气血凝滞，经血无法畅通排出；过重的体力劳动加重出血及痛经；经期吃生冷食物；子宫发育不良；处女膜狭小、附件炎等疾病。

（3）家庭保健：避免过甜、过咸和生冷的食物，多吃蔬菜、水果，少量多餐；补充钙、镁等矿物质；避免咖啡、茶、可乐等含有咖啡因食物；禁烟酒；多食温性食物如红糖；保持身体温暖；适度运动；保持外阴部清洁卫生，禁止使用阴道药物及坐浴。

4. 阴道炎

（1）保持外阴清洁干燥，勤洗换内裤，不与他人共用浴巾、浴盆，不穿化纤内裤，患病期间用过的浴巾、内裤等均应煮沸消毒。

（2）对工厂和学校等集体宿舍的女工、女学生等，应定期普查、普治，以消灭传染源。

（3）治疗期间禁止性交，或采用避孕套以防止交叉感染。反复发作者应与丈夫一并治疗。

（4）阴道炎治疗误区：长期使用各种洗液清洗下身，杀死对身体有益的阴道杆菌，降低局部抵抗力；盲目根据产品广告宣传买药；擅自大量使用抗生素；单纯依赖中成药治疗；滥用阴道栓剂；症状消失就停药；患阴道炎后，夫妇双方未按医生要求共同治疗。

5. 宫颈炎

（1）宫颈炎是生育年龄妇女的常见病。分急性和慢性两种，慢性子宫颈炎较为多见。典型症状为白带增多，呈乳白色黏液或淡黄色脓性，可有血性白带或性交后出血，严重者有腰、骶部疼痛，下坠感及痛经等。

（2）慢性子宫颈炎患者治疗前需做宫颈刮片，以排除早期宫颈癌。

（3）家庭保健：少食辛辣、油腻、生冷之品；讲究性生活卫生，杜绝婚外性行为和避免经期性交；有效采取避孕措施，减少人工流产；凡月经周期过短、月经期持续较长者，应予积极治疗；定期妇科检查，以便及时发现宫颈炎症，及时治疗。

6. 乳腺增生

（1）多发生于中年妇女，常在乳房内有多个大小不等而较硬的不规则结节，与周围组织分界不清。患者常感乳房疼痛，月经前症状加重，是乳腺间质的良性增生，临床上以乳腺肿块、疼痛及月经不调为特点。

（2）家庭保健：保持良好的心态，少生气，少发脾气；少吃油炸食品和高热量、高脂肪、辛辣刺激性食物，多吃蔬菜、水果和粗粮；生活要有规律，不熬夜；保持和谐的性生活，可调节内分泌失调；多运动，防止肥胖加重乳腺增生；避免服用含雌激素的避孕药和美容用品；慎用激素替代疗法缓解更年期症状；避免多次人工流产、药物流产；母乳喂养，能防患于未然。

7. 妇科检查

结婚后的妇女或30岁以上的妇女，应定期做妇科检查，最好每年1次，尽早发现情况及时治疗。从癌前病变到宫颈癌的过程差不多要持续10年左右，因此坚持合理的体检和保健完全有足够的时间来预防和治疗。

（三）家庭卫生保健

1. 家庭饮食卫生

（1）保持食物多样，只食入单一品种的食物对于营养素的摄取是不利的，会导致营养不良，从而影响生长发育和身体健康。

（2）菜刀和砧板使用后要清洗干净，放在通风、阴凉处。

（3）食品储存要生熟分开，切生食和熟食的刀和砧板也要分开。

（4）保健食品是适宜于特定人群食用，具有调节机体功能，不以治疗疾病为目的的食品。

（5）许多动物携带的病毒、寄生虫寄生在动物的肌肉、血液、内脏里,而且蒸不熟、煮不烂,食后容易致病。

（6）病从口入,过去指的是食用了被微生物、寄生虫所污染的食物之后,引发的各种传染性疾病;现在还包括因过度饮食、营养过剩等不良饮食习惯而造成的各种慢性病。要有效防止病从口入,不仅仅局限于食品的清洁卫生,还必须包括改变不良的饮食行为习惯。

2. 不良饮食习惯的危害

（1）长期不吃早餐,容易形成胆结石;易导致血栓形成,诱发心肌梗死;还会引起代谢失调而肥胖。

（2）长期蹲着吃饭的人,影响消化功能,易引起消化道溃疡。

（3）经常吃烫饭、喝烫水的人,易引起食管和胃的癌变。

（4）经常吃饭太快不细咀嚼的人,易引起胃炎、胃溃疡。

（5）经常吃饭过饱的人易引起消化不良,诱发高血压、冠心病等。

（6）偏食的人易导致某种营养素缺乏。

（7）经常饮食过咸的人易患高血压。

（8）喜欢吃甜食的人易患心血管疾病、肥胖及糖尿病。

（9）吃晚餐太晚的人易患尿路结石、肠癌、肥胖等。

五、老年人健康教育核心

（一）老年人生活方式特点

老年人随着年龄的增长,生理、心理的老化,产生各种不同于其他年龄群体的特殊需求,因而满足其需求的生活活动模式也应随之发生变化。

（1）老年生活方式最突出、最根本的特点是逐渐从劳动职业生活活动中退出,依靠养老金、保险、社会救济或个人资产等作为自己的生活保障,消费受到一定的限制。老年人的消费指向集中于日常生活基本需求的满足。

（2）社会政治活动明显减少,相应的是与社会接触减少,人际交往的频率显著降低,容易产生孤独感和失落感。

（3）精神文化生活内容发生明显的变化。老年人学习的主要目的是满足自己的兴趣和爱好,增进社会交往。个人闲暇时间增多,各种兴趣爱好显著增加。

（4）家庭生活成为活动的主要内容。家庭生活的好坏直接影响着老年生活的质量。

（5）生活活动空间明显缩小,给老年人生活质量带来多方面的影响。

（二）老年人怎样保持心理健康

（1）寻找精神寄托。要走出家门，经常参加一些集体活动，多结识朋友，聊聊天、串串门，遇到不愉快的事互相倾诉，使情绪得到宣泄，恢复内心的平静。

（2）愉快面对角色的变化。将退休看作是合理的社会安排，是新的社会生活的开始。根据自己的特长和兴趣爱好，寻找新的社会角色。扮演好在家庭中的角色，与老伴搞好关系，相互支持，相互理解。

（3）念好"老"字经：

① 要知老。必须承认自己老了，生活的方方面面都要量力而行，不要勉强，更不要好胜逞强，不做有害身体健康的举动。

② 心不老。心理上不怕老，不服老，要不断激发自己，战胜自我。

③ 要忘老。不让"老"字占据自己的头脑，要对生活抱乐观的态度，从心理上避免自我老化。

（三）老年人常见疾病的保健措施

1. 慢性支气管炎、肺气肿、肺心病的保健措施

（1）注意气温变化，防治感冒，一旦被感染，应及时治疗。

（2）戒烟。

（3）开窗通风，保持空气新鲜清新。

（4）适当参加户外活动。

（5）生活有规律，避免过度紧张和劳累。

（6）有过敏源的病人，应避免接触过敏诱发原因，如花粉、尘螨及鱼、虾、海鲜等。

（7）加强营养，提高机体免疫力。

2. 高血压的保健措施

（1）保持心理平衡和情绪乐观。

（2）养成规律的生活习惯，劳逸结合，充足睡眠。

（3）合理膳食，提倡低盐、低脂饮食，多吃蔬菜、水果及杂粮，肥胖者需控制体重。

（4）戒烟限酒，少浓茶、咖啡。

（5）适量运动，如步行、慢跑、太极拳等。

（6）衣裤、领带不宜过紧，弯腰不要过度，不宜突然改变体位。

（7）高血压患者应定期监测血压，遵医嘱服用降压药，避免突然停药或减药，在医生指导下换药。

3. 冠心病的保健措施

（1）少吃蛋黄、鱼子、动物内脏等高胆固醇食物，多吃蔬菜、水果。

（2）肥胖者应控制体重。

（3）每天食盐摄入量应低于5克。

（4）如有高血压，应在医师指导下坚持服用降压药；有高脂血症者应进行治疗。

（5）戒烟戒酒。

（6）避免剧烈活动、过度紧张和情绪激动。

（7）适量运动，如散步、太极拳，保证充足的睡眠。

（8）常备缓解心绞痛的药物，以便随时服用。当持续疼痛或服药不能缓解时，应及时到医院诊治。

4. 高脂血症的保健措施

（1）饮食清淡，多进食高维生素、高纤维素饮食，少吃煎、炸食物。

（2）每天摄盐量应低于5克。

（3）少量多餐，忌晚餐太晚和过饱。

（4）超重者应控制体重。

（5）忌偏食、挑食。

（6）多吃新鲜蔬菜、水果、豆类及豆制品。

（7）不吃或少吃动物脑髓、内脏、肥肉，多吃鸡鸭和鱼类。

（8）忌烟酒，忌多饮咖啡。

（9）坚持参加体育锻炼。

（10）避免过度紧张和情绪激动。

5. 糖尿病的保健措施

（1）保持乐观情绪。

（2）控制饮食，限制糖类摄入，多吃新鲜蔬菜和水果。

（3）戒烟酒，注意劳逸结合。

（4）适当锻炼，避免剧烈运动，运动时携带适量食物，出现低血糖症状（如头昏、出冷汗、饥饿感）时吃。

（5）定期复查血糖、尿糖，按医生意见调整治疗方案。

（6）出现发热、视物不清、心悸、胸闷、肢体麻木等症状时立即就医。

（7）勤洗澡、多换衣，保持皮肤清洁、防感染，穿软底鞋、防局部受压引起糖尿病足。

6. 骨质疏松的保健措施

（1）保证饮食中含有足够的钙质，多吃奶类、豆类及其制品。

（2）戒烟限酒，限制咖啡、浓茶。

（3）适当增加户外活动（如慢跑、太极拳等），经常晒太阳。

（4）遵医嘱服用维生素 D、钙剂及其他药物。

（5）防止跌倒等各种意外伤害。

7. 前列腺增生的保健措施

前列腺增生是老年男性的常见病。早期可引起尿频，尤其是夜间尿频、排尿困难、尿后滴沥不尽等现象。重度患者可引起急性尿潴留、尿失禁和肾衰竭。目前药物治疗效果尚不够理想，治愈此病仍以手术为主。

（1）心理指导。向老年人解释尽早治疗的目的、意义和必要性，安慰、关心病人，消除其对手术的恐惧感，以便尽早接受治疗。

（2）饮食指导。饮食宜清淡、忌烟酒及辛辣食品。进食易消化、含纤维素多的食物，如蔬菜和水果。术后要多喝水。

（3）运动指导。术后 2 个月内避免过度活动，如跑步、性生活等，以防继发性出血。避免久坐沙发、骑自行车等有可能压迫前列腺的活动。术后可适当予以温水坐浴，以增加局部血液循环，促进创面愈合。

（4）自我监测。前列腺增生起病隐匿，许多人未能及时得到治疗。所以日常生活中的自我监测具有重要意义。当您已经超过 50 岁，平时就应注意是否存在以下现象：

① 是否经常有尿不尽的感觉？

② 两次排尿间隔是否经常小于 2 小时？

③ 是否经常需要用力才能开始排尿？

④ 是否有尿线变细及排尿中断现象？

⑤ 从入睡到早起是否需要起来排尿 2 次以上？

如果经常出现 2 条以上上述症状，则需到医院进一步检查与治疗。

8. 白内障的保健措施

老年性白内障是我国老年人一种常见的致盲性眼病，多发生于 50 岁以上的老年人，表现为视力减退，视物模糊。其饮食保健可包括以下措施：

（1）多吃绿色蔬菜和胡萝卜、番茄。

（2）多吃水果，特别要吃柑橘类水果或香蕉等。

（3）要定期地吃些含钙食物。

（4）多喝水。

（5）戒烟戒酒。

第五节 慢性非传染性疾病健康教育

一、超重与肥胖

（一）超重和肥胖的判定方法

1. 体质指数（BMI）

体质指数是目前判断超重和肥胖应用较普遍的指标。计算公式：BMI = 体重（kg）/身高^2（m^2）。

2003 年提出的中国成人 BMI 标准如表 2-2 所示。

表 2-2 2003 年提出的中国成人 BMI 标准

分类	BMI
正常范围	18.5~23.9kg/m^2
超重	24.0~27.9kg/m^2
肥胖	≥28kg/m^2

2. 腰围（WC）

腰围是判断腹部肥胖常用的指标，中国肥胖问题工作组建议男性 WC≥85cm 和女性 WC≥80cm 为肥胖的标准。

中国成人超重和肥胖的体重指数和腰围界限值与相关疾病危险的关系如表 2-3 所示。

表 2-3 体质指数和腰围界限值与相关疾病 * 危险的关系

分类	体质指数（kg/m^2）	腰围/cm		
		男：<85 女：<80	男：85~95 女：80~90	男：≥95 女：≥90
体重正常	18.5~23.9	…	增加	高
超重	24.0~27.9	增加	高	极高
肥胖	≥28	高	极高	极高

* 相关疾病指高血压、糖尿病、血脂异常和危险因素聚集。"增加""高""极高"指患相关疾病的概率。

（二）超重和肥胖发生的主要因素

（1）遗传因素。

（2）进食过量。

（3）体力活动过少。

（4）社会因素：食物加工过精、在外聚餐过多等。

（三）超重、肥胖与相关疾病

（1）肥胖者的高血压患病率高。肥胖持续时间越长，尤其是女性，发生高血压的危险性越大。

（2）体重超重、肥胖和腹部脂肪蓄积是 2 型糖尿病发病的重要危险因素。中心性肥胖者危险性更大。

（3）超重和肥胖者血脂异常的比例高于正常人群。

（4）体质指数增高是冠心病发病的独立危险因素。

（5）超重、肥胖导致的危险因素聚集是导致缺血型脑卒中发生率增高的原因之一。

（6）超重、肥胖导致乳腺癌、宫颈癌、结直肠癌等癌症的发病率升高。

（7）肥胖可引起睡眠中呼吸暂停，出现暂时窒息现象。

（8）肥胖还能导致内分泌及代谢紊乱。

（9）肥胖者容易患胆结石和脂肪肝。

（10）超重和肥胖者骨关节病和痛风的发生比例增加。

（11）超重和肥胖还容易导致社会和心理问题。

（四）超重和肥胖的干预

1. 干预原则

以预防为主，从儿童、青少年开始，从预防超重入手，并需终身坚持。积极改变人们的生活方式，包括改变膳食、增加体力活动、矫正引起过度进食或活动不足的行为和习惯。

2. 一般人群的普遍性干预

（1）定期监测人群的体重变化，了解其变化趋势。

（2）进行膳食平衡的宣传教育，防止能量摄入超标。

（3）推广健康的生活方式，戒烟、限酒、限油、限盐。

（4）工作和休闲时间，有意识地多进行中低强度的体力活动或运动。

（5）提醒有肥胖倾向的个体，定期检查与肥胖相关疾病的危险指标，尽早发现高血压、血脂异常、冠心病和糖尿病等隐患，并及时治疗。

3. 高危人群的选择性干预

有肥胖症高危险因素者，应重点预防其肥胖程度进一步加重，预防出现与肥胖相关的并发症。高危险因素是指存在肥胖家族史、有肥胖相关性疾病、膳食不平衡、体力活动少等。

（1）通过宣传教育提高高危人群对超重和肥胖健康危害的认知。

（2）通过改变膳食、加强体力活动等方式对高危人群进行行为干预。

4. 对肥胖症和伴有并发症患者的针对性干预

（1）主要预防其体重增加，最好科学地降低体重，对出现并发症的患者进行疾病管理，如自我监测体重，制定减轻体重目标以及指导相应的药物治疗。

（2）提高患者对肥胖可能进一步加重疾病危险性的认识。

（3）期望短期恢复到所谓的"理想体重"往往不太现实，但是即使在一年之内比原有体重减少5%～10%也会对健康有极大好处。

（4）可组织胖友座谈会交流减肥或控制体重的经验。

（5）举办讲座，讲解肥胖可能带来的危害及预防的方法。

（6）争取家属配合，创造减肥氛围。

（7）引导重点对象做好膳食、体力活动及体重变化等自我监测记录和减重计划的综合干预方法，并定期随访。

（五）超重和肥胖者的健康要略

1. 合理膳食

合理膳食包括改变膳食的结构和食量。

（1）应避免吃油腻食物和吃过多零食，少食油炸食品，少吃盐。

（2）尽量减少吃点心和加餐，控制食欲，七八分饱即可。

（3）尽量采用煮、煨、炖、烤和微波加热的烹调方法，用少量油炒菜。

（4）养成饮用白开水和茶水的习惯，少饮用含糖饮料。

（5）进食应有规律，不暴饮暴食。

（6）合理膳食应在膳食营养素平衡的基础上减少每日摄入的总热量。

2. 科学运动

提倡进行有氧活动或运动，如：走路、骑车、爬山、慢跑、跳舞、游泳等，没有必要进行剧烈运动以减肥。

（1）创造尽可能多的运动机会。在城市，鼓励人们在1千米距离内用步行替代坐车；短途出行骑自行车；提前一站下车而后步行到目的地；5层以内步行上下楼梯等。

（2）每天安排一定时间进行中等强度的体力活动，持之以恒。

（3）增加体力活动量应循序渐进。进行体力活动时应有准备活动和放松活动。

（4）如出现以下症状，应立即停止运动。

心跳不正常,如出现心率比日常运动时明显加快、心律不齐、心悸、心慌、心率快而后突然变慢等;运动中或运动后即刻出现胸部、上臂或咽喉部疼痛或沉重感;眩晕或轻度头痛、意识紊乱、出冷汗或晕厥;呼吸急促胸闷;身体任何一部分突然疼痛或麻木;一时性失明或失语。

（六）体重指数和腰围的测量方法

1. 体重指数的测量方法

受试者应当空腹、脱鞋、只穿轻薄的衣服。测量身高的量尺应与地面垂直固定或贴在墙上。受试者直立、两脚后跟并拢靠近量尺并将两肩及臀部也贴近量尺。测量人员用一根直角尺放在受试者的头顶,使直角两个边中的一边靠紧量尺,另一边接近受试者的头皮,读取量尺上的读数。称量体重最好用经过校正的杠杆型体重秤,受试者全身放松,直立站在秤底盘的中部,测量人员读取杠杆秤上的游标位置。

2. 腰围的测量方法

受试者直立,两脚分开30～40厘米,用一根没有弹性的软尺放在右侧腋中线胯骨上缘与第十二肋骨下缘连线的中点,沿水平方向围绕腹部一周,紧贴而不压迫皮肤,在正常呼气末测量腰围的长度。

二、骨质疏松

（一）骨质疏松基本知识

1. 什么是骨质疏松症

（1）骨质疏松症是中老年人最常见的骨骼疾病。

（2）骨质疏松症是一种全身性疾病,它的主要特征是骨矿物质含量低下、骨结构破坏、骨强度降低、易发生骨折。

（3）疼痛、驼背、身高降低和骨折是骨质疏松症的特征性表现。但有许多骨质疏松症患者在疾病早期常无明显的感觉。

（4）骨质疏松性骨折是脆性骨折,通常在日常负重、活动、弯腰和跌倒后发生。

（5）骨折是骨质疏松症的直接后果,轻者影响机体功能,重则致残甚至致死。常见的骨折部位是腰背部、髋部和手臂。

2. 骨质疏松症的危害

（1）骨质疏松症是第四位常见的慢性疾病,也是中老年最常见的骨骼疾病。

（2）骨质疏松症被称为"沉默的杀手"。骨折是骨质疏松症的严重后果,常是部分骨质疏松症患者的首发症状和就诊原因。髋部骨折后第一年内由于各种并发症,死亡率达到20%~25%。存活者中50%以上会有不同程度的残疾。

(3) 一个骨质疏松性髋部骨折的患者每年的直接经济负担是32776元人民币。中国每年骨质疏松性髋部骨折的直接经济负担是1080亿元人民币。

3. 发生骨质疏松症的病因

骨质疏松症受先天因素和后天因素的影响。先天因素是指种族、性别、年龄及家族史;后天因素包括药物、疾病、营养及生活方式等。年老、女性绝经、男性性功能减退等都是导致骨质疏松症的原因。

4. 骨质疏松症的高危人群

有以下因素者属于骨质疏松症的高危人群:老龄;女性绝经;母系家族史(尤其髋部骨折家族史);低体重;性激素低下;吸烟;过度饮酒或咖啡;体力活动少;饮食中钙和(或)维生素 D 缺乏(光照少或摄入少);有影响骨代谢的疾病;应用影响骨代谢的药物。

5. 早诊断、规范治疗,降低危害

骨质疏松症的任何阶段开始治疗都比不治疗好。及早得到正规检查,规范用药,可以最大限度地降低骨折发生风险,缓解骨痛等症状,提高生活质量。

骨质疏松的预防和治疗需在医生指导下进行,其防治策略包括基础措施和药物治疗两部分。

基础措施包括调整生活方式和骨健康基本补充剂。调整生活方式:富含钙、低盐和适量蛋白质的均衡饮食;注意适当户外运动;避免嗜烟、酗酒;慎用影响骨代谢的药物;采取防止跌倒的各种措施。骨健康基本补充剂包括钙剂和维生素 D。

治疗药物包括抗骨吸收药物、促进骨形成药物以及一些多重机制的药物,必须在医师的指导下应用。

6. 骨质疏松症高危人群的自我检测

高危人群应当尽早到正规医院进行骨质疏松检测,做到早诊断、早预防、早治疗。

以下问题可以帮助进行骨质疏松症高危情况的自我检测,其中任何一项回答为"是"者,则为高危人群,应当到骨质疏松专科门诊就诊:

(1) 您是否曾经因为轻微的碰撞或者跌倒就会伤到自己的骨骼?

(2) 您连续 3 个月以上服用激素类药品吗?

(3) 您的身高是否比年轻时降低了 3 厘米?

(4) 您经常过度饮酒吗?(每天饮酒 2 次,或一周中只有 1~2 天不饮酒)

（5）您每天吸烟超过20支吗？

（6）您经常腹泻吗？（由于腹腔疾病或者肠炎而引起）

（7）父母有没有轻微碰撞或跌倒就会发生髋部骨折的情况？

（8）女士回答：您是否在45岁之前就绝经了？

（9）您是否曾经有过连续12个月以上没有月经（除了怀孕期间）？

（10）男士回答：您是否患有阳痿或者缺乏性欲这些症状？

提示：高龄、低体重女性尤其需要注意骨质疏松，医生常用"瘦小老太太"来形容这类高危人群。此外，缺乏运动、缺乏光照对年轻人来讲同样是骨质疏松的危险因素。

7. 骨质疏松症的误区

（1）喝骨头汤能防治骨质疏松。

实验证明，同样一碗牛奶中的钙含量，远远高于一碗骨头汤。对老人而言，骨头汤里溶解了大量骨内的脂肪，经常食用还可能引起其他健康问题。要注意饮食的多样化，少食油腻，坚持喝牛奶，不宜过多食入蛋白质和咖啡因。

（2）治疗骨质疏松症等于补钙。

简单来讲，骨质疏松症是骨代谢的异常（人体内破骨细胞影响大于成骨细胞，以及骨吸收的速度超过骨形成速度）造成的。因此，骨质疏松症的治疗不能单纯补钙，而应综合治疗，提高骨量、增强骨强度和预防骨折。患者应当到正规医院进行诊断和治疗。

（3）骨质疏松症是老年人特有的现象，与年轻人无关。

骨质疏松症并不是老年人的"专利"。如果年轻时期忽视运动，常常挑食或节食，饮食结构不均衡，导致饮食中钙的摄入少，体瘦，又不拒绝不良嗜好，这样达不到理想的骨骼峰值量和质量，就会使骨质疏松症有机会侵犯年轻人，尤其是年轻的女性。因此，骨质疏松症的预防要及早开始，使年轻时期获得理想的骨峰值。

（4）老年人治疗骨质疏松症为时已晚。

很多老年人认为骨质疏松症无法逆转，到老年期治疗已没有效果，因此放弃治疗，这是十分可惜的。从治疗的角度而言，治疗越早，效果越好。所以老年人一旦被确诊为骨质疏松症，应当接受正规治疗，以减轻痛苦，提高生活质量。

（5）靠自我感觉发现骨质疏松症。

多数骨质疏松症病人在初期都不出现异常感觉或感觉不明显。发现骨质疏松症不能靠自我感觉，不要等到发觉自己腰背痛或骨折时再去诊治。高危人群无论有无症状，应当定期去具备双能X线吸收仪的医院进行骨密度检查,以了解您的骨密度变化。

（6）骨质疏松症是小病,治疗无须小题大做。

骨质疏松症平时不只是腰酸腿痛而已,一旦发生脆性骨折,尤其老年患者的髋部骨折,就会导致长期卧床,病死率甚高。

（7）骨质疏松症治疗自己吃药就可以了,无须看专科医生。

对于已经确诊为骨质疏松症的患者,应当及早到正规医院接受专科医生的综合治疗。

（8）骨质疏松容易发生骨折,宜静不宜动。

保持正常的骨密度和骨强度需要不断的运动刺激,缺乏运动就会造成骨量丢失。体育锻炼对于防治骨质疏松具有积极作用。另外,如果不注意锻炼身体,出现骨质疏松,肌力也会减退,对骨骼的刺激进一步减少。这样,不仅会加快骨质疏松的发展,还会影响关节的灵活性,容易跌倒,造成骨折。

（9）骨折手术后,骨骼就正常了。

发生骨折,往往意味着骨质疏松症已经十分严重。骨折手术只是针对局部病变的治疗方式,而全身骨骼发生骨折的风险并未得到改变。因此,我们不但要积极治疗骨折,还需要客观评价自己的骨骼健康程度,以便及时诊断和治疗骨质疏松症,防止再次发生骨折。

（二）骨质疏松防治要点

（1）骨质疏松症是可防可治的慢性病。

（2）人的各个年龄阶段都应当注重骨质疏松的预防,婴幼儿和年轻人的生活方式都与成年后骨质疏松的发生有密切联系。

（3）富含钙、低盐和适量蛋白质的均衡饮食对预防骨质疏松有益。

（4）无论男性或女性,吸烟都会增加骨折的风险。

（5）不过量饮酒。每日饮酒量应当控制在标准啤酒 570mL、白酒 60mL、葡萄酒 240mL 或开胃酒 120mL 之内。

（6）步行或跑步等能够起到提高骨强度的作用。

（7）平均每天需要至少 20 分钟的日照时间。充足的光照会对维生素 D 的生成及钙质吸收起到非常关键的作用。

（8）负重运动可以让身体获得及保持最大的骨强度。

（9）预防跌倒。老年人 90% 以上的骨折由跌倒引起。

（10）高危人群应当尽早到正规医院进行骨质疏松检测,早诊断。

（11）相对于不治疗而言,骨质疏松症的任何阶段开始治疗都不晚,但早诊断和早治疗会大大受益。

三、高血压

高血压是一种以动脉血压升高为特征,可伴有心脏、血管、脑和肾脏等器官功能性或器质性改变的全身性疾病,分为原发性高血压和继发性高血压。人群中以原发性高血压为主,占95%以上。血压的定义和分类如表2-4所示。

目前,我国有2亿高血压患者。我国高血压的流行具有患病率高、致残率高、死亡率高的"三高"特点,同时又存在着知晓率低、服药率低、控制率低的"三低"现象。

表2-4　血压的定义和分类

类型	收缩压(mmHg)		舒张压(mmHg)
理想血压	<120	和	<80
正常血压	<130	和	<85
正常高值	130～139	或	85～89
1级高血压(轻度)	140～159	或	90～99
2级高血压(中度)	160～179	或	100～109
3级高血压(重度)	≥180	或	≥110

（一）高血压的预防

（1）经常测量血压。有高血压家族史及35岁以上的成年人每半年至少测量1次血压,以保证及时得到诊治。

（2）控制肥胖,保持正常体重。

（3）保持血脂正常。

（4）不要吸烟和酗酒。

（5）每天坚持适度运动。

（6）注重心理卫生,保持乐观情绪。

（7）讲究科学、合理饮食。

（二）膳食与高血压防治

（1）控制热能摄入,减少高脂肪饮食。

（2）控制摄入胆固醇。

（3）控制摄入高糖食品。

（4）控制食盐摄入量,每天5克以下。

（5）多吃新鲜蔬菜水果。

（6）戒烟戒酒。

（三）运动与高血压控制

1．运动注意事项

（1）运动勿过量或太强、太累，要采取循序渐进的方式来增加活动量。

（2）注意气候环境。夏天，避免中午艳阳高照的时间活动。冬天，要注意保暖，防中风。

（3）穿着舒适吸汗的衣服。选棉质衣料，运动鞋等便于运动的服装。

（4）选择安全场所，如公园、学校，勿在巷道、马路边运动。

2．运动禁忌

（1）生病或不舒服时应停止运动。

（2）饥饿时或饭后一小时不宜做运动。

（3）运动中不可立即停止，要遵守运动程序的步骤。

（4）运动中有任何不适现象，应立即停止。

（四）高血压测量

1．医院测量要点

（1）测血压前30分钟内禁止吸烟和饮用咖啡，并在安静环境下休息5～10分钟。

（2）医师将血压计汞柱开关打开，汞柱凸面水平应在零位。

（3）病人可取仰卧位或坐位，肘部和血压计应与心脏同一水平。

（4）将血压计袖带缚于上臂，袖带下缘应距肘窝2～3厘米。

（5）将听诊器膜型体件置于肘窝部、肱二头肌肌腱内侧的肱动脉搏动处。

（6）充气时，边听肱动脉搏动音，边观察汞柱上升高度，待肱动脉搏动音消失后，使汞柱再升高20～30mm。

（7）缓慢放气，水平注视缓慢下降的汞柱凸面水平。

（8）按柯氏分期法，第1期和第5期为收缩压和舒张压。

（9）至少间隔1～2分钟测量2次。若两次血压相差大于5mmHg，应再次测量。

2．家庭测量要点

家庭测量血压一般选用上臂式全自动或半自动血压计。测量时，室温控制在21摄氏度左右，安静无噪音；测前30分钟内避免受寒、用力、疼痛、疲劳、进食、情绪激动、吸烟和饮咖啡等；测前5分钟内不要行走，应安静休息，放松；最好坐靠背椅裸露上臂，上臂与心脏处于同一水平线。每天早晨和晚上测量，每次测2～3遍，取平均值。

（五）高血压患者的一天保健方案

（1）起床宜慢。

（2）温水洗漱。

（3）早晨空腹饮温水一杯。

（4）耐心排便。

（5）适当晨练。

（6）早餐清淡。

（7）避免挤车。

（8）午睡充电。

（9）晚餐宜少。

（10）娱乐有节。

（11）睡前温水洗脚。

（12）房事宜减。

四、糖尿病

糖尿病是一组以血浆葡萄糖（简称血糖）水平升高为特征的代谢性疾病群。引起血糖升高的病理生理机制是胰岛素分泌缺陷及（或）胰岛素作用缺陷。糖尿病的主要症状是"三多一少"，即多饮、多食、多尿和体重减轻。

（一）诊断标准

糖尿病症状加随机血糖≥11.1mmol/L（200mg/dL）

或空腹血糖≥7.0mmol/L（126mg/dL）

或75g葡萄糖负荷后2小时血糖≥11.1mmol/L（200mg/dL）。

（注：无糖尿病症状者，需另日重复测定血糖，以明确诊断。）

（二）类型

包括1型糖尿病、2型糖尿病、其他特殊类型糖尿病及妊娠糖尿病。我国糖尿病人群以2型糖尿病为主。

（三）易患人群

（1）年龄≥45岁。

（2）超重及肥胖：体质指数（BMI）≥28kg/m²。

（3）有糖尿病家族史者（双亲或同胞中有糖尿病患者）。

（4）糖耐量受损（IGT）或空腹血糖受损（IFG）者。

（5）有高血压（血压≥140/90mmHg）、血脂异常（高密度脂蛋白≤35mg/dL（0.91mmol/L）及甘油三酯≥250mg/dL（2.75mmol/L））。

（6）有妊娠糖尿病病史或曾分娩巨大儿（≥4kg）者。

（7）有心脑血管疾病者。

（四）主要危害

2010 年监测发现，我国 18 岁及以上人群糖尿病患病率达到 12.3%。糖尿病的并发症发生率高，可造成组织器官损害，危害严重。

（1）急性并发症：糖尿病酮症酸中毒、糖尿病非酮症性高渗综合征、乳酸性酸中毒。

（2）慢性并发症：包括冠心病等心血管并发症、短暂性脑缺血发作等脑血管疾病、糖尿病眼病、糖尿病肾病、糖尿病足、糖尿病骨关节病、糖尿病口腔疾病等。

（3）伴发病及感染：如低血糖症、代谢综合征、勃起功能障碍、急慢性感染等。

（五）预防措施

1. 一级预防

一级预防对象为一般人群和糖尿病高危人群。

（1）合理营养和平衡膳食，避免摄入热量过多。

（2）适当的体力活动和体育锻炼。

（3）维持正常体重，肥胖者减肥。

（4）预防妊娠期高血糖和出生后过度营养。

（5）戒烟。

（6）保持良好的精神心理状态。

2. 二级预防

二级预防对象为糖尿病高危人群。

（1）定期检测血糖。

（2）行为干预，如控制饮食、改变不良的生活方式、加强运动等。

（3）药物干预。对糖耐量异常及胰岛素抵抗明显的患者，可以适当给予药物预防，如使用胰岛素增效剂。

3. 三级预防

三级预防对象为确诊的糖尿病病人。

三级预防包括饮食治疗、运动治疗、药物治疗和健康教育。

（1）饮食治疗

控制体重在正常范围内；制定个体化的饮食治疗方案；膳食总热量20% ~ 30%来自于脂肪、55% ~65%来自于碳水化合物、15%来自于蛋白质；限制饮酒；每天食盐量低于 5g。妊娠期糖尿病要注意补充叶酸，以防发生新生儿缺陷性疾病。

（2）运动治疗

在医生的指导下长期坚持体育锻炼，运动时要逐渐增加运动量，避免引起低血糖，防止外伤和扭伤；运动前后要做预备活动和整理活动。适宜的运动项目主要有慢跑、快走、骑自行车和游泳等。

（3）药物治疗

需要药物治疗的糖尿病患者包括下列类型患者：1 型糖尿病患者；2 型糖尿病患者经饮食控制、运动和口服降糖药治疗，血糖未达到理想控制目标者；难以分型的消瘦糖尿病患者；妊娠糖尿病和糖尿病伴妊娠；部分特殊类型糖尿病；糖尿病酮症酸中毒和高渗性非酮症糖尿病昏迷；糖尿病合并感染、手术、急性心肌梗死、脑卒中等应激状态和严重糖尿病血管并发症以及活动性肝病等。药物治疗一定要在医生的指导下进行。

（4）健康教育

糖尿病健康教育的内容包括糖尿病基本知识、糖尿病心理健康教育、饮食治疗内容及重要性、运动治疗的内容及重要性、药物治疗的内容及重要性、糖尿病自我监测及自我保健健康教育。

（四）病情监测

1. 使用血糖仪自我测量血糖的步骤

（1）将指尖充分洗净并擦干，用仪器自带的取血笔快速刺入手指。

（2）将指尖的血滴（约黄豆大）滴在试纸上，将有血滴的试纸放在仪器中，按动读数按钮（有些仪器自动读取）。

（3）读取屏幕显示数值。

（4）每次用完之后需要将仪器擦拭干净。

2. 血糖自我监测注意事项

（1）注射胰岛素或使用胰岛素分泌剂的患者每日监测血糖 1～4 次。

（2）1 型糖尿病患者每日至少监测血糖 3～4 次。

（3）生病时或剧烈运动之前应增加监测次数。

（4）生病或血糖 >20 mmol/L（360 mg/dL）时，应同时测定血酮或尿酮。

（5）监测时间：每餐前后 2 小时、睡前。如有空腹高血糖，应监测夜间血糖。

（6）血糖控制良好或稳定的患者每周监测一天或两天。

（7）血糖控制不稳定的患者应每天监测血糖。

（8）血浆葡萄糖水平比全血葡萄糖水平高，在测定血糖水平时，要注意所采用的仪器是监测血浆葡萄糖还是全血葡萄糖。

五、冠心病

冠状动脉粥样硬化性心脏病是指因冠状动脉狭窄、供血不足而引起的心肌功能障碍和(或)器质性病变,故又称缺血性心脏病(IHD)。常见的有以下5种类型:心绞痛型、心肌梗死型、无症状性心肌缺血型、心力衰竭和心律失常型、猝死型。

(一)易患人群

(1)40岁以上的中老年人;

(2)吸烟者;

(3)常进食较高热量的饮食、较多的动物脂肪、胆固醇者;

(4)患有高血压或糖尿病者;

(5)有冠心病家族史者;

(6)超重与肥胖患者;

(7)经常从事久坐不动工作者;

(8)血脂异常、血清总胆固醇和低密度脂蛋白高者;

(9)持久的精神压力者。

(二)早期征兆

在日常生活中,如果出现下列情况,要及时就医,尽早发现冠心病。

(1)劳累或精神紧张时出现胸骨后或心前区闷痛,或紧缩样疼痛,并向左肩、左上臂放射,持续3~5分钟,休息后自行缓解者。

(2)体力活动时出现胸闷、心悸、气短,休息时自行缓解者。

(3)出现与运动有关的头痛、牙痛、腿痛等。

(4)饱餐、寒冷或看惊险影片时出现胸痛、心悸者。

(5)夜晚睡眠枕头低时,感到胸闷憋气,需要高枕卧位方感舒适者;熟睡或白天平卧时突然胸痛、心悸、呼吸困难,需立即坐起或站立方能缓解者。

(6)性生活或用力排便时出现心慌、胸闷、气急或胸痛不适。

(7)听到噪声便引起心慌、胸闷者。

(8)反复出现脉搏不齐、不明原因心跳过速或过缓者。

(三)预防措施

(1)合理饮食,不要偏食,不宜过量。要控制高胆固醇、高脂肪食物,多吃素食。同时要控制总热量的摄入,限制体重增加。

(2)生活要有规律,避免过度紧张;保证足够的睡眠,培养多种情趣;保持情绪稳定,切忌急躁、激动或闷闷不乐。

(3)保持适当的体育锻炼活动,增强体质。

（4）不吸烟，不酗酒。

（5）积极防治高血压、高血脂、糖尿病等疾病。

（6）控制血压在正常水平。

（四）冬春季节重点关注

（1）除坚持服用冠心病的常用药物外，还要备好保健盒和氧气等急救药品。

（2）频繁发生心绞痛的患者要及时到医院检查、治疗。

（3）坚持参加户外散步、太极拳等体育锻炼，但遇骤冷、暴雪、大风等天气时要留在室内活动，并做好保暖措施。

（4）避免疲劳、紧张和情绪激动，适当节制性生活。

（5）提倡用温水擦澡，以提高皮肤的抗寒能力。

（五）饮食调养

选择一些脂肪和胆固醇含量较低，而维生素、膳食纤维、有益的无机盐和微量元素较多并有降血脂、抗凝血作用的食物。多选择谷类粗粮、豆制品、蔬菜、水果、菌藻类和瓜类。适当进食瘦肉、鱼类、植物油、蛋奶类。少食或忌食动物脂肪、肥肉、软体动物及贝壳类动物、糖、酒、烟、巧克力等。

（六）运动要略

（1）运动前后避免情绪激动。

（2）运动前不宜饱餐。

（3）运动要循序渐进，持之以恒。

（4）运动时不宜穿得太厚，以免影响散热。

（5）运动后避免马上洗热水澡。

（6）运动后避免吸烟。

六、恶性肿瘤

2008 年全国疾病监测数据显示，恶性肿瘤是我国首要死因，占 23.1%。2008 年，我国癌症新发病例 282 万，死亡 196 万。我国城市地区癌症死亡前三位是肺癌、肝癌和胃癌。农村地区癌症死亡前三位是胃癌、食管癌和肺癌。

（一）危险因素

恶性肿瘤的发生大都是多因素共同作用的结果。

（1）遗传因素占 5% ~ 10%；

（2）长期食用含硝酸盐过高的熏、腌、烧烤类食物；

（3）吸烟、饮酒等不良行为习惯；

（4）大气污染、水污染等环境污染；

（5）装修、燃煤等造成的室内污染；

（6）细菌、寄生虫等造成的感染；

（7）电离辐射、紫外线等放射性因素；

（8）精神因素等。

（二）早期报警信号

（1）体表或表浅（如乳腺、皮肤、口腔或身体其他部位）可触及的肿块逐渐增大。

（2）持续性消化异常，或食后口腹饱胀感。

（3）吞咽食物时，胸骨后不适感乃至哽噎感。

（4）持续性咳嗽或痰中带血。

（5）耳鸣、听力减退，鼻衄、鼻咽分泌物带血。

（6）月经期外或绝经期后的不规则阴道流血，特别是接触性流血。

（7）大便潜血、便血、尿血。

（8）经久不愈的溃疡。

（9）黑痣疣短期内增大、色泽加深、脱毛、痒、破溃等现象。

（10）原因不明的体重减轻。

（三）自我检查

（1）每月至少一次自行触摸颈部、腋窝、腹股沟等处，检查是否有肿大的淋巴结（一般认为，小于花生米大小的淋巴结属于正常），肿大淋巴结质地如何，是否固定，有无压痛。

（2）长期咳嗽时，应注意咳出的痰中是否有血丝掺杂，注意咳嗽的时间、胸痛的部位、血量的多少、血丝的颜色等。

（3）食欲不振并出现消瘦、上腹痛时，若伴有恶心、呕吐，要注意观察呕吐物中是否带有黑褐色内容物，注意观察大便是否呈柏油状或带血，大便的形状是否有改变。

（4）女性每天或每周观察白带是否混有血性分泌物，白带是否有腥臭味。

（5）每天大、小便的习惯有无改变。特别注意大便时有无疼痛感、下坠感及粪便的外形有无改变。小便时观察射程是否缩短，有无白色分泌物排出，有无血尿，会阴部是否有不适感等。

（6）长期原因不明发热时，应注意测量体温，每日 4 次，早、中、晚、夜间各 1 次，连续三天，并做记录。

（7）男性应注意阴茎包皮是否过长，尿道口处是否有溃疡结节，阴茎冠状沟是否有易出血的菜花样肿物。

（8）剧烈活动后出现四肢疼痛且活动受限制时，应注意四肢关节有无肿胀，皮下是否可触摸到肿物。若四肢长骨部位出现无痛性肿块，应及时去医院骨科就诊。

（9）随时注意身体表面各部位的黑痣变化，看看是否在短时间内生长迅速、破溃。

（四）饮食预防

（1）做到平衡膳食，保持良好的营养状况，以抵御致癌物的侵袭。

（2）维持适宜的体重，防止肥胖。成人期体质指数（BMI）在 21～24 kg/m² 范围内。

（3）膳食中的脂肪要适中，不宜超过总热量的 30%。

（4）多选用富含胡萝卜素及维生素 A 的蔬菜、水果、奶制品和适量的鱼贝类、肉类。

（5）蔬菜水果中富含一些生物活性物质和抗氧化物质，具有一定的防癌、抗癌作用，宜多食用。例如，十字花科蔬菜（如圆白菜、菜花和花茎甘蓝）、柑橘类水果、大豆和菜豆等。

（6）香菇、银耳、黑木耳等富含多糖类物质，绿茶富含茶多酚等物质，有一定的抗癌作用。

（7）多吃富含膳食纤维的粗杂粮。

（8）少用煎炸、腌制、炭火烤等烹制方法，用于煎炸的油不可反复使用。

（9）不吃霉变与烤焦的食品。

（10）细嚼慢咽，不吃烫的食物。

（11）不用刺激性过强的调味品，每日食盐量不要超过 5 克。

（12）养成良好的生活习惯，不吸烟，不酗酒。

（五）其他防癌要略

（1）不要过度疲劳。过度疲劳会降低防病抗病能力。

（2）睡好觉。如果睡眠不好，人体就难以控制在细胞分裂过程中不发生突变而成为癌细胞。

（3）保持乐观心态，有助于提高体内天然杀伤癌细胞的活性物质。

（4）避免阳光过度照射。过度照射能引起皮肤癌。

（5）避免早婚、早育、多产，特别是性生活紊乱。

第六节　传染性疾病健康教育

一、呼吸道传染病

呼吸道传染病是指病原体从人体的鼻腔、咽喉、气管和支气管等呼吸道感染侵入而引起的有传染性的疾病。常见的有流行性感冒、麻疹、水痘、风疹、流脑、流行性腮腺炎、肺结核等。

冬春季是呼吸道传染病的高发季节，天气骤变的情况下也易发病。儿童、老年人、体弱者、营养不良或慢性疾病患者、过度劳累者、精神高度紧张者等人群容易患呼吸道传染病。

（一）呼吸道传染病的三大环节

1．传染源

主要为病人或隐性感染者。

2．传播途径

主要经飞沫传播，也可通过直接密切接触或间接接触传播。

3．人群易感性

人群对多数呼吸道传染病普遍易感。

（二）呼吸道传染病的预防

（1）经常开窗通风，保持室内空气新鲜。

（2）搞好家庭环境卫生，保持室内和周围环境清洁。

（3）养成良好的卫生习惯，不要随地吐痰，勤洗手。

（4）保持良好的生活习惯，多喝水、不吸烟、不酗酒。

（5）经常锻炼身体，保持均衡饮食，注意劳逸结合，提高自身抗病能力。

（6）要根据天气变化适时增减衣服，避免着凉。

（7）儿童、老年人、体弱者和慢性病患者应尽量避免到人多拥挤的公共场所。

（8）如果有发热、咳嗽等症状，应及时到医院检查治疗。当发生传染病时，应主动与健康人隔离，尽量不要去公共场所，防止传染给他人。

（9）不要滥用抗生素。

（10）儿童应按时完成预防接种。

（三）结核病健康教育核心信息

1. 面向所有人群的核心信息

（1）肺结核是我国发病、死亡人数最多的重大传染病之一。

（2）肺结核主要通过咳嗽、打喷嚏传播。

（3）勤洗手、多通风、强身健体可以有效预防肺结核。

（4）咳嗽喷嚏掩口鼻、不随地吐痰可以减少肺结核的传播。

（5）如果咳嗽、咯痰2周以上，应及时到医院诊治。

（6）我国在结核病定点医疗卫生机构对肺结核检查治疗的部分项目实行免费政策。（各地在宣传中应明确定点医疗卫生机构名称和具体免费项目。）

2. 面向目标人群的核心信息

（1）面向医务人员的核心信息：① 对咳嗽、咯痰两周以上的患者要警惕肺结核。② 发现疑似肺结核病例，依法报告、转诊。③ 要对疑似肺结核患者及家属进行健康教育。

（2）面向肺结核患者的核心信息：① 坚持完成全程规范治疗是治愈肺结核、避免形成耐药性的关键。② 避免肺结核传播是保护家人、关爱社会的义务和责任。

（3）面向密切接触者的核心信息：① 要督促患者按时服药和定期复查，坚持完成规范治疗。② 如出现咳嗽、咯痰，要及时就诊。③ 注意房间通风和个人防护。

（4）面向流动人口的核心信息：① 肺结核诊治优惠政策不受户籍限制。② 患者尽量留在居住地完成全程治疗。如必须离开，要主动告知主管医生。③ 患者返乡或到新的居住地后，要主动到当地结核病定点医疗卫生机构继续治疗。

（5）面向教师的核心信息：① 结核病检查是学校常规体检项目之一。② 教师有义务对学生开展结核病防治健康教育，并督促咳嗽、咯痰2周以上的学生及时就医。③ 学校依据结核病定点医疗卫生机构的诊断证明，管理学生患者的休学、复学。

二、消化道传染病

消化道传染病是病原体经口侵入肠道引起感染而导致的一组传染病。它主要是通过病人的排泄物（如呕吐物、粪便等）传播的，是属于病从口入的疾病，病原体随排泄物排出病人或携带者体外，经过生活接触污染了手、水、食品和食具，吃入体内而感染。常见的消化道传染病有病毒性肝炎、细菌性痢疾、脊髓灰质炎、伤寒、霍乱、阿米巴痢疾、各种肠道病毒感染、蛔虫病、蛲虫病等。夏秋季节是消化道传染病的高发季节。

（一）消化道传染病的三大环节

1. 传染源

多为急性患者、慢性患者和无症状感染者。

2. 传播途径

肠道传染病主要经粪—口途径传播。

3. 人群易感性

人群对肠道传染病的病原体普遍易感。仅甲肝病毒、脊髓灰质炎病毒感染后可获得持久免疫力。

（二）消化道传染病的预防

（1）主要预防措施是"三管一灭"，即管好水源、粪便、饮食，消灭苍蝇、蟑螂等病媒昆虫。

（2）预防肠道传染病的关键是做好饮食卫生，防止"病从口入"。

（3）讲究卫生，养成饭前饭后和便前便后洗手的好习惯。

（4）不吃生冷不洁的蔬菜瓜果等食物，不喝生水，不吃腐败变质食物。

（5）剩菜剩饭煮沸消毒后食用，砧板、刀具生熟分开使用，保持餐具的卫生，提倡分餐制。

（6）身体出现不适及可疑症状要注意隔离，及时到正规医疗机构的肠道门诊就医，做到早发现、早诊断、早治疗。

（三）细菌性痢疾健康教育核心信息

（1）细菌性痢疾是由痢疾杆菌所引起的常见肠道传染病，夏秋季多见。

（2）病原菌随病人粪便排出，污染食物、水、生活用品或手，再经口使人感染，亦可经过苍蝇污染食物而传播。

（3）早期发现、诊断病人，早期隔离和彻底治疗。

（4）从事饮水、饮食行业及托幼的工作人员应定期粪检。如发现带菌，应立即调离工作并彻底治疗。

（5）管理好饮食、水源、粪便，消灭苍蝇。

（6）饭前饭后、便前便后要洗手。

（7）生吃蔬菜瓜果要洗干净。

（8）不喝生水，不吃腐烂不洁的食物。

（9）剩饭菜要热透后再吃。

（10）做到生熟分开，防止苍蝇叮爬食物。

（11）患病后要及时就医治疗。

（12）保证足够的睡眠和休息。

（13）适量锻炼身体、劳逸结合,提高自身的免疫力。

（14）家庭中如果出现了菌痢患者,要及时将患者送至医院治疗,同时对病人的碗筷等进行消毒处理,以避免交叉传染。

三、虫媒传染病

虫媒传染病是由病媒生物传播的自然疫源性疾病,常见的有流行性乙型脑炎、鼠疫、莱姆病、疟疾、登革热等危害性较强的传染病。不同虫媒传染病的传染源和传播媒介不尽相同。

（一）虫媒传染病的预防要点

（1）控制传染源。通过大力开展爱国卫生运动,做好灭鼠、灭蚊、防蚊、灭虱、灭蚤等工作,以控制传染源。

（2）切断传播途径。采取个人防护措施,如夏季用蚊帐、纱窗、蚊香、防蚊油、驱虫剂等;改善居住环境,整治环境卫生,注意个人卫生,做好有针对性的自我防护,从根本上切断传播途径。

（3）人群免疫。在疫情流行地区或季节,或对从事有感染危险的工作人员进行免疫接种、预防服药。

（4）尽早发现患者及传染源,早报告、早隔离、早治疗。

（二）血吸虫病防治

1. 核心信息

（1）血吸虫病(俗称"大肚子病")是严重危害身体健康的重大传染病,人和家畜都能感染。

（2）人和家畜接触含有血吸虫尾蚴的水体(俗称疫水),就可能患病。血吸虫病的主要感染季节是4—10月。

（3）因生产生活需要接触疫水时,要采取防护措施。

（4）感染血吸虫以后要及时进行检查和治疗。

（5）疫区每个家庭和个人有义务积极配合当地血防部门组织开展的查螺、灭螺、人畜查病和治疗工作。

2. 知识要点

（1）血吸虫病是由于人或牛、羊、猪等哺乳动物感染了血吸虫所引起的一种传染病和寄生虫病。血吸虫病可严重危害人民身体健康,阻碍经济发展。

（2）血吸虫生存繁殖离不开钉螺。钉螺主要生长在潮湿的草滩上和沟渠旁。

（3）血吸虫生活史:血吸虫虫卵从人或哺乳动物的粪便中排出,虫卵在水中孵出毛蚴,毛蚴钻入钉螺体内,发育成尾蚴,尾蚴从钉螺体内逸出进入水中。当人和哺乳动物接触疫水后,尾蚴很快钻入皮肤,在体内发育成成虫并产卵。

(4)感染血吸虫的途径:人或哺乳动物接触疫水10秒钟,血吸虫尾蚴即可侵入皮肤,就可能造成人或哺乳动物感染发病。

(5)血吸虫病的危害:人得了血吸虫病可引起发热、腹泻等,反复感染或久治不愈可引起肝硬化、腹水,严重者影响生长发育(青少年),使之丧失劳动能力,甚至危及生命。同时血吸虫病人和病畜又可作为传染源,造成血吸虫病传播。

(6)血吸虫病分为急性、慢性和晚期三种。急性血吸虫病发病凶险,如不及时治疗,可引起死亡。慢性血吸虫病一般无明显症状,若不及时治疗,可发展为晚期血吸虫病。晚期血吸虫病的主要表现为肝硬化和腹水等,重者丧失劳动能力,给家庭和社会带来沉重的负担。

3. 预防方法和措施

(1)不在有钉螺的湖水、河塘、水渠里进行游泳、戏水、打草、捕鱼、捞虾、洗衣、洗菜等接触疫水的活动。

(2)因生产、生活和防汛需要接触疫水时,要采取涂抹防护油膏、穿戴防护用品等措施,预防感染血吸虫。

(3)接触疫水后要及时到当地医院或血吸虫病防治机构进行检查和早期治疗,查出的病人要在医生的指导下积极治疗。

(4)生活在疫区的群众要积极配合当地血吸虫病防治机构组织开展的查螺、灭螺、查病和治病工作,以及对家畜的查病和治疗工作。

(5)改水改厕,防止粪便污染水源、保证生活饮用水安全,改变不利于健康的生产、生活习惯,是预防血吸虫病传播的重要措施。

(三)疟疾

1. 什么是疟疾

疟疾是由疟原虫寄生于人体引起的一种传染病。在我国,主要有间日疟和恶性疟两种。疟疾的主要症状包括发冷、发热、出汗、全身酸痛等,有时还伴有呕吐、腹泻、咳嗽。病情严重的患者还会出现谵妄、昏迷和休克,以及肝、肾功能衰竭,如不及时救治,有可能因病情延误而危及生命。

2. 疟疾是怎样传播的

疟疾主要是通过按蚊叮咬人传播的。一般来说,人感染疟原虫到发病的潜伏期为9～14天。

3. 我国疟疾流行现状如何

疟疾曾是严重危害我国人民身体健康和生命安全、影响社会经济发展的重要虫媒传染病。经过多年积极防治,我国疟疾疫情显著下降,发病人数从新中国成立初期的每年3000万下降至2010年的7433例。流行区范围大幅度缩小,除云南、海南两省外,其他省份已消除恶性疟。但是,近年来,由于外出务工、经商、旅游等人口流动频繁,输入性疟疾病例呈上升趋势,恶性疟死亡病例明显增多。根据全国传染病网络直报数据,2011年1~3月,因患恶性疟死亡11例,均为20~50岁青壮年劳动力。

(四)疟疾主要在哪些国家和地区流行

根据世界卫生组织发布的数据,全球86%的疟疾病例发生在非洲,9%的病例发生在东南亚,其余5%的病例分布在全球其他地区。

我国疟疾主要流行于云南、海南、贵州等南部地区和安徽、河南、江苏、湖北等中部地区。

到上述疟疾流行区生活、居住过的公民,如出现发冷、发热、出汗、乏力等症状,应当尽快去医院检查。

4. 如何预防疟疾

预防疟疾最有效的办法是防止蚊虫叮咬。尽量避免在蚊虫活动高峰期(黄昏和夜晚)到野外活动;如必须在户外作业,可穿长袖衣和长裤,皮肤暴露处可涂抹驱避剂,防蚊叮咬;睡前可在卧室喷洒杀虫剂或点蚊香;睡觉时使用蚊帐或长效蚊帐;房屋安装纱门、纱窗。

5. 如何治疗疟疾

间日疟患者一般采用磷酸氯喹加磷酸伯氨喹治疗,在第二年春季还要采用伯氨喹再进行一次抗复发治疗;非重症恶性疟患者可口服青蒿素类复方制剂,如双氢青蒿素哌喹片、青蒿琥酯/阿莫地喹片、复方磷酸萘酚喹片和复方青蒿素片等进行治疗;重症恶性疟患者应采用青蒿琥酯或蒿甲醚针剂进行抗疟治疗。

6. 我国有哪些消除疟疾相关政策

2010年5月,卫生部等13个部门联合印发《中国消除疟疾行动计划(2010—2020年)》,提出到2020年要在全国范围内消除疟疾。为实现上述目标,将通过开展发热病人血检,加大疟疾病例发现力度,同时对可能发生传播的疟疾疫点进行疫点处置。目前,中央财政和中国全球基金疟疾项目对疟疾流行区开展发热病人血检予以补助,在所有疟疾流行区的疾病预防控制机构可领取到免费抗疟药品。

四、艾滋病

艾滋病(AIDS),即获得性免疫缺陷综合征,是人体感染了人类免疫缺陷病毒(HIV)所导致的传染病。人感染艾滋病病毒后,导致免疫系统破坏,出现相关疾病和机会性感染。

（一）艾滋病病毒的传播途径

1. 性传播

艾滋病病毒感染者的精液或阴道分泌物中有大量的病毒,通过肛门性交和阴道性交都会传播病毒。艾滋病病毒感染者的唾液中含有艾滋病病毒,深吻接触时间长和口交有可能传播艾滋病。

2. 血液传播

一是输血传播。如果血液里有艾滋病病毒,输入此血者将会被感染。二是共用针具的传播。使用不洁针具可以使艾滋病病毒从一个人传到另一个人。三是共用剃须刀、牙刷等传播。共用剃须刀或牙刷者有可能传播艾滋病。

3. 母婴传播

如果母亲是艾滋病感染者,那么她很有可能会在怀孕、分娩过程或通过母乳喂养使她的孩子受到感染。

以下途径不会传播艾滋病:在日常工作和生活中与艾滋病感染者和病人的一般性接触,如握手、拥抱、礼节性接吻、共同进餐、共用劳动工具、办公用具、钱币等不会感染艾滋病;艾滋病不会经马桶圈、电话机、餐饮具、卧具、游泳池或公共浴池等公共设施传播;咳嗽和打喷嚏不传播艾滋病。

（二）蚊虫叮咬不会传播艾滋病

蚊虫叮咬一个人的时候,它们并不会将自己或者前面那个被吸过血的人血液注入,只会将自己的唾液注入,以防止此人的血液发生自然凝固。它们的唾液中并没有艾滋病病毒,而且喙器上仅沾有极少量的血,病毒的数量极少,不足以令下一个被叮者受到感染。艾滋病病毒在昆虫体内只会生存很短的时间,不会在昆虫体内不断繁殖,昆虫本身也不会得艾滋病。

（三）传染艾滋病的高危行为

（1）通过性途径的高危行为,如无保护措施的性交、多个性伙伴等。

（2）通过血液途径的高危行为,如静脉注射吸毒、与他人共用注射器或共用其他可刺破皮肤的器械、使用未经检测的血液或血制品等。

（3）通过母婴途径的高危行为:艾滋病病毒阳性的女性怀孕并生育,艾滋病病毒阳性的母亲哺乳,都可能引起孩子的艾滋病病毒感染。

（四）艾滋病的高危人群

（1）男性同性恋者(包括双性恋者)是艾滋病的高危人群。

（2）吸毒者。吸毒过程中反复使用了未经消毒或消毒不彻底的注射器、针头,其中被艾滋病病毒污染的注射器具造成了艾滋病在吸毒者中的流行和传播。

（3）血友病患者。凝血因子Ⅷ（Ⅸ）主要存在于治疗血友病的血液制品冻干浓缩制剂中,而这种冻干浓缩制剂暴露于传染性病原体的危险性较大。

（4）接受输血或血液制品者。血液与血液制品的输注也与艾滋病的传播有关。

（5）与高危人群有性关系者。与上述高危人群有性关系者是艾滋病的又一易感人群。

（五）"四免一关怀"政策

2003 年 12 月 1 日,温家宝总理向全社会郑重承诺,中国政府将在艾滋病防治工作中推行"四免一关怀"的政策。

1."四免"

（1）对农民和城镇经济困难人群中的艾滋病患者实行免费抗病毒药物治疗。

（2）对艾滋病实施免费自愿咨询和血液检测。

（3）对艾滋病患者的孤儿实行免费上学。

（4）对孕妇实施免费艾滋病咨询、筛查和抗病毒药物治疗。

2."一关怀"

"一关怀"是指对艾滋病病毒感染者和患者提供救治关怀。各级政府对经济困难的艾滋病患者及其家属给予生活补助;扶助有生产能力的艾滋病病毒感染者和患者从事力所能及的生产活动,增加其收入。

（六）艾滋病的自愿咨询检测

艾滋病自愿咨询检测（VCT）是指人们在经过咨询后能够使他们对于是否需要做艾滋病检测做出明智选择的过程。这一决定必须完全是前来寻求咨询的人自己的选择,并且这一过程是完全保密的。自愿咨询检测的咨询应包括检测前咨询、检测后咨询、预防性咨询、支持性咨询和特殊需求咨询等。由于社会上存在着对 HIV 感染者和艾滋病病人的歧视与偏见,受检者经常会担心检测的负面影响（如失业、离婚等）,也有的人不愿或无力支付检测费用。因此,自愿咨询检测强调的是"自愿检测"原则和"保密"原则,不是强制检测。

（七）什么是窗口期

从艾滋病病毒进入人体到血液中产生足够量的、能用检测方法查出艾滋病病毒抗体之间的这段时期,称为窗口期。一般为 2 周~3 个月,少数人可为 4~5 个月,很少超过 6 个月。窗口期虽测不到艾滋病病毒抗体,但体内已有艾滋病病毒,因此处于窗口期的感染者同样具有传染性。

（八）艾滋病的预防

（1）通过主动学习，了解有关艾滋病的知识及其预防方法。

（2）洁身自好，与唯一的固定性伴有性关系。

（3）劝说自己的配偶或性伴了解、认识艾滋病，以保护他们不受艾滋病病毒的感染，保护他们就是保护自己。

（4）清楚了解性伴的生活背景和习惯。如有怀疑，应拒绝与之发生性接触或坚持使用避孕套。

（5）决不与人共用注射器和针头。

（6）坚持洁身自爱，不卖淫、嫖娼，避免婚前、婚外性行为。

（7）不吸毒，不与他人共用注射器。

（8）不要擅自输血和使用血制品，要在医生的指导下使用。

（9）不要借用或共用牙刷、剃须刀、刮脸刀等个人用品。

（10）受艾滋病病毒感染的妇女应避免怀孕、哺乳。

（11）使用避孕套是性生活中最有效的预防性病和艾滋病的措施之一。

（12）要避免直接与艾滋病患者的血液、精液、乳汁和尿液接触，切断其传播途径。

五、乙型肝炎

乙型肝炎是由乙肝病毒（HBV）引起的、以肝脏炎性病变为主并可引起多器官损害的一种传染病。我国约有1.3亿乙肝病毒携带者，其中3000万为慢性肝炎、肝硬化、原发性肝癌，每年有30万人死于慢性肝病，其中约13万人为原发性肝癌患者。

（一）传播途径

1．血液传播

经血液或血制品传播乙肝病毒。

2．医源性传播

医疗过程中各种未经消毒或消毒不彻底的注射器、针头等引起感染或拔牙用具及其他创伤性医疗器消毒不严格而导致感染。另外，吸毒者因共用污染的针头和注射器也可能会导致感染。

3．母婴传播

患急性乙肝和携带乙肝病毒表面抗原阳性的育龄妇女，通过妊娠和分娩将乙肝病毒传给新生儿。

4．性接触传播

个体在与乙肝患者或病毒携带者进行性接触或生活密切接触时，可通过

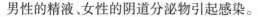

男性的精液、女性的阴道分泌物引起感染。

（二）乙肝认识误区

1. 得了乙肝治不治都行

部分病人认为乙肝的治疗现在没有特效药，因此不去治疗。虽然抗病毒治疗不能彻底清除病毒，但可以阻止病情的进一步恶化。早期进行抗病毒治疗，可以延缓病程进展。

2. 保肝药用得越多越好

乙肝患者常常吃很多所谓的保肝药，或者还要吃各种保健品或偏方。其实这样有百害而无一利。很多保肝药都是通过肝脏代谢的，过多服用只会加重乙肝患者本就脆弱的肝脏负担。

3. 不能彻底清除病毒就是无效

治疗乙肝的目标是持续抑制病毒、延缓疾病进展成肝硬化和肝癌。抗病毒治疗即使没有彻底清除病毒，也可抑制病毒复制，减轻肝脏的炎症病变，改善肝功能，延缓肝脏的纤维化与肝硬化进程。

4. 用多个药比用一个药好

市场上治疗乙肝的药物很多，鱼龙混杂。如果盲目相信虚假广告乱用药，不仅不能治病，反而还可能发生一些不良反应，造成其他器官损害。

5. 打针比吃药效果好

治疗上采取打针或者吃药，主要取决于所应用的药物。

6. 乙肝生活不再正常

其实乙肝患者只要生活规律，避免劳累，忌烟酒，注意饮食，并且在正规医院治疗和定期随访，仍然可以正常工作和生活。

7. 乙肝影响正常社交

乙肝病人只要避免与健康人的血液和体液接触，就不会把乙肝病毒传染给其他人。乙肝病人也可以正常学习、工作和生活。

（三）乙肝两对半

乙肝两对半是国内最常用的乙肝病毒（HBV）感染检测血清标志物。乙型肝炎病毒免疫学标记一共3对，即表面抗原（HBsAg）和表面抗体（抗-HBs）、e抗原（HBeAg）和e抗体（抗-HBe）、核心抗原（HBcAg）和核心抗体（抗-HBc）。乙肝两对半不检查核心抗原（HBcAg）。乙肝两对半检查可以明确是否感染乙肝及感染的具体情况，区分大三阳、小三阳。

（1）乙肝大三阳是指表面抗原（HBsAg）、e抗原（HBeAg）和核心抗体（抗-HBc）三项同时阳性，提示患有急性或慢性乙型肝炎，HBV复制和传染性强。

（2）乙肝小三阳是指表面抗原（HBsAg）、e 抗体（抗－HBe）和核心抗体（抗－HBc）三项同时阳性,提示急性 HBV 感染趋向恢复或为慢性 HBsAg 携带者,传染性弱。

（四）乙肝病人自我保健

（1）休息。急性肝炎患者早期应卧床休息至症状明显改善,肝功能显著好转后开始起床活动,配以适度体育活动。

（2）饮食。适当进食含量较高的蛋白质食物,避免过高热量饮食,食物应易消化、清淡、多样化。

（3）日常行为。禁烟、酒,控制性生活,已婚妇女在病期不宜怀孕。

（4）心理调节。避免过度紧张和劳累,保持心情舒畅。

（5）从医行为。遵医嘱,定期到医院复查。

（五）乙肝的预防

（1）遵守性道德、洁身自爱、不性乱。

（2）不以任何方式吸毒。

（3）不与他人共用剃须刀、牙刷等。

（4）不接触未经严格检验的血液或血制品。

（5）注射时坚持"一人一针一管",不使用消毒不严格的医疗器具进行诊疗。

（6）接种乙肝疫苗。

六、丙型肝炎

丙型病毒性肝炎（简称丙肝）是由丙肝病毒（HCV）引起的一种传染病,它可导致慢性肝炎,部分患者可发展为肝硬化甚至肝细胞癌,对患者的健康和生命危害极大。丙肝是可防可治的。

（一）传播途径

1. 丙肝病毒可以通过血液、性接触和母婴等途径传播

血液传播是丙肝最主要的传播途径,特别是共用针具静脉注射毒品。

输入被丙肝病毒污染的血液或血制品,使用被丙肝病毒污染且未经严格消毒的针具以及医疗和美容器械等可导致经血传播。

共用剃须刀和牙刷、纹身和穿耳孔等行为都是潜在的经血传播方式。

与丙肝病毒感染者进行无保护的性行为可以引起传播。有多性伴性行为的人,感染丙肝的风险更大。

感染丙肝病毒的孕妇约有 5%～10% 的可能在怀孕、分娩时将丙肝病毒传染给新生儿。

2. 与丙肝病人的日常生活和工作接触不会被感染

日常生活和工作接触,如握手、拥抱、礼节性接吻、共用餐具和水杯、共用劳动工具、办公用品、钱币和其他无皮肤破损或无血液暴露的接触不会传播丙肝病毒。咳嗽、打喷嚏不会传播丙肝病毒。蚊虫叮咬不会传播丙肝病毒。

(二)预防措施

采取积极、有效的措施切断传播途径,丙肝是可以预防的。

(1)拒绝毒品,不共用针具静脉注射毒品。

(2)大力倡导无偿献血,杜绝非法采供血。

(3)避免不必要的注射、输血和使用血液制品;到正规的医疗卫生机构进行注射、输血和使用血液制品,可大大减少感染丙肝病毒的风险。

(4)不与他人共用针具或其他纹身、穿刺工具;不与他人共用剃须刀、牙刷等可能引起出血的个人用品。

(5)遵守性道德,保持单一性伴侣,正确使用安全套。

(6)感染丙肝病毒的妇女在治愈前应避免怀孕。目前没有证据证实母乳喂养可以传播丙肝,但乳头有破损时要避免母乳喂养。

(7)预防艾滋病的措施也可以有效预防丙肝。

(三)早期发现是关键

丙肝起病隐匿,多数患者症状不明显,很容易被忽视,疾病越往后发展,越难治愈,对患者的健康和生命危害很大,往往被称为“隐匿的杀手”。

少数丙肝患者症状为程度不同的乏力、食欲减退、恶心和右上腹部不适或疼痛等,有些患者伴有低热、轻度肝肿大或出现黄疸。丙肝患者症状的有无或其严重程度与肝脏病变的发展不成正比。当发生可能感染丙肝病毒的行为或怀疑感染丙肝时应及时咨询专科医生并主动寻求检测。

确诊丙肝的主要依据是血清中丙肝病毒核糖核酸阳性,或者丙肝核心抗原阳性。感染丙肝病毒1~3周后,可在外周血中检测到丙肝病毒核糖核酸(HCV RNA)。如果只是单纯的丙肝病毒抗体阳性(排除 HCV RNA 假阴性),说明曾经感染过丙肝病毒,但机体已经清除了丙肝病毒,只需定期随访观察。

一般各地的传染病院、综合性医院专科门诊和疾病预防控制机构可以做丙肝检测。由于丙肝症状不明显,容易被忽视,所以要做到早检测、早诊断、早治疗,使受检者(特别是感染者)得到心理支持和预防指导,才能最大限度地提高治愈率,降低复发率。

（四）治疗原则

（1）丙肝患者应该到正规医院接受规范的抗病毒治疗，以获得最佳的治疗效果。

（2）丙肝治疗的目的是彻底清除或持续抑制患者体内的丙肝病毒，以改善或减轻肝损害，阻止其发展为肝硬化、肝衰竭或肝细胞癌，提高患者的生活质量。

（3）国内外通用的标准治疗方法是干扰素联合利巴韦林抗病毒治疗。

（4）丙肝患者一定要到正规医院，在专科医生的指导下，接受规范治疗。只有这样才可以取得最佳治疗效果。

（5）丙肝患者应避免吃高脂高糖类食物，避免剧烈运动。

（6）饮酒、吸毒可加剧肝脏损害，从而加速发展为肝硬化甚至肝细胞癌的进程，因此丙肝患者应该戒酒、戒毒。

（五）常见问答

1. 丙肝有预防性的疫苗吗？

由于丙肝病毒易发生变异，目前尚未研制出有效预防丙肝的疫苗。

2. 得了丙肝能否治愈？

感染了某些类型丙肝病毒的患者只要在医师的指导下，及早进行治疗、规范用药，是可以被治愈的。

3. 女性感染了丙肝，能否怀孕生子？如果已经怀孕后，发现感染了丙肝，会不会影响孩子？

丙肝通过母婴传播的概率较低，但是还是有通过怀孕和生产过程感染孩子的可能，因此建议感染丙肝病毒的妇女在治愈前应尽量避免怀孕。一旦怀孕后发现感染了丙肝，建议咨询专科医生。

感染丙肝病毒的孕妇有 5%～10% 的可能在怀孕、分娩时将丙肝病毒传染给新生儿，因此新生儿应在 1 岁时检测丙肝病毒，不宜过早，因为有可能存在假阳性。

目前没有证据证实母乳喂养可以传播丙肝，但乳头有破损时要避免母乳喂养。

七、手足口病

（一）什么是手足口病

手足口病是由肠道病毒引起的传染病，多发生于 5 岁以下的婴幼儿，可引起发热和手、足、口腔等部位的皮疹、溃疡，个别患者可引起心肌炎、肺水肿、无菌性脑膜炎等并发症。引发手足口病的肠道病毒有 20 多种，其中柯萨奇病毒 A16 型和肠道病毒 71 型最常见。

患者和隐性感染者是手足口病的传染源。主要是通过人群间的密切接触进行传播的。人群对引起手足口病的肠道病毒普遍易感,各年龄组均可感染发病,受感染后可获得免疫力。

（二）个人预防措施

（1）饭前饭后、便前便后、外出后要用肥皂或洗手液等给儿童洗手,不要让儿童喝生水、吃生冷食物,避免接触患病儿童。

（2）看护人接触儿童前、替幼童更换尿布、处理粪便后均要洗手,并妥善处理污物。

（3）婴幼儿使用的奶瓶、奶嘴使用前后应充分清洗。

（4）本病流行期间不宜带儿童到人群聚集、空气流通差的公共场所,注意保持家庭环境卫生,居室要经常通风,勤晒衣被。

（5）儿童出现相关症状要及时到医疗机构就诊。居家治疗的儿童不要接触其他儿童。父母要及时对患儿的衣物进行晾晒或消毒,对患儿粪便及时进行消毒处理。轻症患儿不必住院,宜居家治疗、休息,以减少交叉感染。

（三）托幼机构及小学等集体单位的预防控制措施

（1）在本病流行季节,教室和宿舍等场所要保持良好通风。

（2）每日对玩具、个人卫生用具、餐具等物品进行清洗消毒。

（3）进行清扫或消毒工作(尤其清扫厕所)时,工作人员应穿戴手套。清洗工作结束后应立即洗手。

（4）每日对门把手、楼梯扶手、桌面等物体表面进行擦拭消毒。

（5）教育指导儿童养成正确洗手的习惯。

（6）每日进行晨检,发现可疑患儿时,要对患儿采取及时送诊、居家休息的措施;对患儿所用的物品要立即进行消毒处理。

（7）患儿增多时,要及时向卫生和教育部门报告。根据疫情控制需要,当地教育和卫生部门可决定采取托幼机构或小学放假措施。

（四）医疗机构的预防控制措施

（1）疾病流行期间,医院应实行预检分诊,并专辟诊室(台)接诊疑似手足口病人,引导发热出疹患儿到专门诊室(台)就诊,候诊及就诊等区域应增加清洁消毒频次,室内清扫时应采用湿式清洁方式。

（2）医务人员在诊疗、护理每一位病人后,均应认真洗手或对双手消毒。

（3）诊疗、护理病人过程中所使用的非一次性仪器、物品等要擦拭消毒。

（4）同一间病房内不应收治其他非肠道病毒感染的患儿。重症患儿应单独隔离治疗。

（5）对住院患儿使用过的病床及桌椅等设施和物品必须消毒后才能继续使用。

（6）患儿的呼吸道分泌物和粪便及被其污染的物品要进行消毒处理。

（7）医疗机构发现手足口患者增多或肠道病毒感染相关死亡病例时，要立即向当地卫生行政部门和疾病预防控制机构报告。

八、狂犬病

（一）狂犬病的一般知识

狂犬病俗称"疯犬病"，是由狂犬病病毒引起的人兽共患的中枢神经系统传染病，多见于犬、猫等动物。人多因被病兽咬伤而感染，以恐水、畏光、吞咽困难、狂躁等临床表现为主要特征，病死率高达100%。根据《中华人民共和国传染病防治法》规定，狂犬病在我国为乙类传染病。

中国是受狂犬病危害最为严重的国家之一，仅次于印度，居全球第二位。狂犬病位列我国法定报告传染病的前三位。儿童是受狂犬病危害最为严重的人群。

狂犬病是人畜共患病，也就是说它能从动物传播给人。在我国95%以上的人狂犬病的传染源为病犬，少量为猫。

狂犬病是一种病毒性疾病，主要是通过咬伤传播，但也可以通过破损的皮肤或黏膜污染被感染动物的唾液而传播。狂犬病对人和动物都是致命的。

国内外经验证明，狂犬病是可以预防控制的。预防狂犬病的关键在于犬的狂犬病控制，确保动物疫苗的接种率达到70%以上；避免接触野生动物；对大众进行风险教育。

（二）被动物咬伤怎么办（暴露后处置）

人被犬、猫等狂犬病病毒的宿主动物咬、抓伤后，凡不能确定伤人动物为健康动物的，应立即进行受伤部位的彻底清洗和消毒处理。局部伤口处理越早越好，用肥皂水或清水彻底冲洗伤口至少15分钟。彻底冲洗后用2%～3%碘伏（酒）或75%的酒精涂擦伤口，然后立即到当地的狂犬病预防处置门诊由医生确定暴露分级，结合既往免疫情况给予伤口处理和免疫接种。

对Ⅱ级暴露者，立即处理伤口并接种狂犬病疫苗。

首次暴露后狂犬病疫苗的接种程序：一般咬伤者于0（注射当天）、3、7、14、28天各注射狂犬病疫苗1个剂量。采取上臂三角肌肌内注射。2岁以下婴幼儿可在大腿前外侧肌肉内注射，禁止臀部注射。

对于Ⅲ类暴露及免疫功能低下者的Ⅱ类暴露者，立即处理伤口，并在接种疫苗的同时,在伤口周围浸润注射抗狂犬病血清或狂犬病人免疫球蛋白,这样能中和伤口局部感染的狂犬病病毒,减少狂犬病发生的可能。

人被咬伤后要进行及时规范的暴露后处置,足疗程接种疫苗,可以有效预防狂犬病的发生。

（三）减少暴露于野生动物和流浪动物狂犬病的风险

（1）避免家养宠物与野生动物、流浪动物的接触。

（2）和野生动物保持一定距离。教育儿童不要玩弄不熟悉的动物,即使是它们表现得很友好。

（3）关爱流浪动物时,要留意狂犬病的风险。

（4）不能把野生动物当成宠物养。

（四）共同努力,清除狂犬病

预防狂犬病首先从宠物（犬、猫）的主人开始。预防人得狂犬病的关键在清除传染源,必须控制动物间狂犬病,特别是犬的狂犬病。因此,广大犬主是预防控制狂犬病的重要责任人,要依法养犬、文明养犬、科学养犬,积极依法、主动登记注册,主动给犬免疫。

所有的犬、猫应定期免疫接种狂犬病疫苗。通过给动物注射狂犬病疫苗来保护您自己、您的宠物和您的社区。

不要让您的犬或猫散养,如果您让您的宠物随意流浪,则染上狂犬病的风险就更高。犬在户外时,主人要始终在旁监控。

通过阉割能让犬或猫更健康,也更温驯,可以减少它们游逛或打架的倾向,这样就可以减少发生狂犬病危险的概率。

学校和家长要教育儿童,不要随意招惹犬,让儿童知道当犬在身边时如何规范自己的行为;被犬、猫咬伤后要及时向家长或老师报告,以便及时获得伤口处理和疫苗接种。

第七节 公共卫生问题健康教育

一、食品安全

（一）影响食品安全的因素

食品从生产到消费、从农田到餐桌这一过程深受环境制约和社会行为的影响。食品的不安全因素贯穿于食品生产的全过程。

1. 环境因素

随着工业排放废水、废渣、废气的增加,农用化学物质的大量使用及城乡生活垃圾和污水的聚集,使农业生态环境日益恶化,环境污染物包括汞、铅和二噁英等永久性有机污染物。

2. 人为因素

在农业食品生产过程中,滥用化肥、农药和食品添加剂等现象日益严重。有一些不法商贩为了谋取利益而制造伪劣食品。一些生产企业为了迎合儿童和青少年,在包装食品袋里放入粗糙、低劣的小玩具或卡通画像等,这样很容易造成食品的二次污染。

3. 技术因素

日常生活中,食品包装必须安全、无害,保持清洁,才能防止食品污染。然而因加工、包装、储存、运输等方面的技术落后导致食品污染的情况普遍存在。特别是一些食品生产企业,只考虑成本,不顾工厂设计不规范,致使食品在加工、存储中受到污染,严重影响人体健康。

4. 消费因素

一些消费者在购买食品时,往往存在误区,认为面粉越白越好、大米越亮越好,于是有人就将激素、色素、增白剂等掺入其中,在一定程度上让不法商贩谋取了利益。当遭遇不洁食品侵害时,多数消费者采取消极应对的态度。儿童青少年多喜欢高油脂、高热量、低粗纤维的膨化食品,如果长期大量食用,会影响食欲,导致多种营养素供给得不到保障,容易造成营养不良。

5. 管理因素

我国目前尚未建立完善的食品安全监测系统,缺乏全面、连续的食品污染和食源性疾病的监测数据,严重制约了危险性评估技术的应用;危险性评估知识的普及程度、技术力量明显不足;食品中化学物卫生标准的依据尚未全面进行危险性评估;致病微生物的危险性评估也刚刚起步。因而,对某些重要的食品污染物和食源性疾病的暴发缺乏预警的科学基础。

(二) 食物中毒

食物中毒是指摄入了含有生物性、化学性有毒有害物质的食品或把有毒有害物质当作食品摄入后所出现的非传染性急性、亚急性疾病。食物中毒属于食源性疾病的范畴,既不包括因暴饮暴食而引起的急性肠炎、食源性肠道传染病(如伤寒)和寄生虫病(如旋毛虫、囊虫病),也不包括因一次大量摄入或长期少量多次摄入某些有毒、有害物质而引起的以慢性毒害为主要特征(如致癌、致畸、致突变)的疾病。主要有以下几种:

1. 细菌性食物中毒

（1）沙门菌食物中毒

① 引起中毒的食物以动物性食品为多，特别是畜肉及其制品，其次为禽肉、蛋类、奶类及其制品。家畜、家禽在宰杀前感染了沙门菌，使肌肉和内脏含有大量活菌，是肉类食品中沙门氏菌的主要来源。

② 临床表现。潜伏期一般 4 ~ 48 小时，主要症状是恶心、呕吐、腹痛、腹泻、发热。一日数次至 10 余次，腹痛多位于上腹部或脐周，为绞痛。

③ 预防措施。烹调食物要烧熟煮透，肉块不宜过大；禽蛋须煮沸 8 分钟以上，以杀死沙门菌；加工冷荤熟肉时要生熟分开等。

（2）副溶血性弧菌食物中毒

① 引起中毒的食物包括海产品、盐渍食品和禽蛋等。受副溶血性弧菌污染的食物，在较高温度下存放，食前不加热，或加热不彻底，或熟制品受到带菌者、带菌生食品、带菌容器等的污染，食物中的副溶血性弧菌可随食物进入人体肠道生长繁殖，当达到一定数量时可引起食物中毒。

② 临床表现。潜伏期一般为 14 ~ 20 小时，发病初期为腹部不适，其后腹痛加剧，以上腹部阵发性绞痛为本病特点，并出现腹泻。多数患者在腹泻后出现恶心、呕吐；部分患者畏寒、发热；病程一般为 3 ~ 4 天；预后良好。

③ 预防措施。海产品以及各种熟制品应低温保存；鱼虾蟹贝类等烧熟煮透，蒸煮时应加热至 100℃ 并持续 30 分钟；凉拌菜要清洗干净后置于食醋中浸泡 10 分钟或在 100℃ 的沸水中漂烫数分钟，以杀死副溶血性弧菌。

（3）金黄色葡萄球菌食物中毒

① 引起中毒的食物主要为奶及奶制品、肉类、剩饭等。

② 临床特点。潜伏期短，一般 2 ~ 5 小时；起病急，主要症状为恶心、剧烈而频繁呕吐，呕吐物中常有胆汁、黏液和血，同时伴有上腹部剧烈疼痛及腹泻（水样便）；体温一般正常；严重病人因剧烈呕吐加之腹泻可导致虚脱和严重脱水或出现肌肉痉挛；病程短，1 ~ 2 天即可恢复，预后一般良好。

③ 预防措施。防止带菌人群对各种食物的污染；奶牛患化脓性乳腺炎时其奶不能食用；患局部化脓性感染的畜、禽肉应按病畜、病禽肉处理，将其病变部位去除后，根据具体情况可食肉需经高温加工处理；应在低温、良好的通风条件下储存食物，放置时间不应超过 6 小时。

（4）变形杆菌食物中毒

① 引起中毒的食物以动物性食品为主，特别是熟肉及内脏熟制品，如冷拼盘等，其次为豆制品和凉拌菜。

② 临床特点。潜伏期一般为 12～16 小时,起病比沙门菌食物中毒更迅猛,但病程短,恢复快;临床表现以上腹部绞痛和急性腹泻为主。多数在 24 小时内恢复,预后一般良好。

③ 预防措施。加强食品卫生管理,注意食品的储藏卫生及加工人员的个人卫生,防止食品污染。

2. 动植物性食物中毒

(1) 河豚中毒

河豚的肝、脾等脏器及血液、眼球等都含有河豚毒素,其中以卵巢中毒素含量最多,肝脏次之。新鲜洗净的鱼肉一般不含毒素。但如果河豚死后较久,毒素可渗入到肌肉中。每年春季 2～5 月份为河豚的生殖产卵期,含毒素最多,因此春季易发生中毒。

① 临床表现。发病急速而剧烈,潜伏期很短。一般在食用 10 分钟至 5 小时即可发病。先感觉手指、口唇舌尖麻木或有刺痛感,然后出现恶心、呕吐、腹痛、腹泻等胃肠道症状,并有四肢无力、口唇、舌尖、肢端麻痹,进而四肢肌肉麻痹,出现身体摇摆、行走困难,甚至全身麻痹,严重者可因呼吸衰竭而死亡。河豚中毒的病死率为 40%～50%,中毒死亡通常发生在发病后 4～6 小时,最快的可在发病后 10 分钟死亡。如超过 8～9 小时不发生死亡,则预后较好。

② 防治措施。一旦发生河豚中毒,必须迅速进行抢救,以催吐、洗胃和导泻为主,配合对症治疗。严禁销售、加工河豚。向群众宣传河豚的毒性及危害,不擅自吃沿海地区捕捞或捡拾的不认识或未吃过的鱼。

(2) 毒蕈中毒

蕈类又称蘑菇,属于真菌植物。毒蕈是指食后可引起中毒的蕈类。毒蕈在中国有 100 多种,对人的生命有威胁的有 20 多种,其中含有剧毒可致死的不到 10 种。

① 临床表现。胃肠炎型:主要症状表现为恶心、呕吐、腹痛、腹泻等。神经、精神型:除有胃肠炎外,主要表现为副交感神经兴奋症状,可引起多汗、流涎、流泪、瞳孔缩小等,严重的可出现神经兴奋、精神错乱和精神抑制。可用阿托品治疗。溶血型:潜伏期为 6～12 小时,除有急性胃肠炎症状外,可有贫血、黄疸、血尿、肝脾肿大等溶血症状,严重者可死亡。脏器损害型:这种类型的中毒最严重,病死率高。2～3 天后出现肝、肾、脑、心脏等内脏损害。肝损害最严重,可出现肝肿大、黄疸、转氨酶升高,严重者出现肝坏死、肝昏迷,侵犯肾脏时可出现少尿、无尿或血尿,出现尿毒症、肾衰竭。

② 防治措施。宣传教育,防止误食,提高鉴别毒蕈的能力。可以借鉴一

些传统的经验,如色泽鲜艳,菌盖上长疣子,不生蛆、不被虫咬,有腥、辣、苦、酸、臭味,碰坏后容易变色或流乳状汁液的是毒蕈;煮时能使银器或大蒜变黑的也是毒蕈。

（3）扁豆中毒

扁豆又称菜豆、四季豆、芸豆。植物性食物中毒中多为进食炒、煮不透的扁豆所致,此种情况多发生于秋季。扁豆豆荚含皂素,对消化道有强烈刺激性,可引起出血性炎症,并对红细胞有溶解作用。另外,扁豆豆粒中含血细胞凝集素,具有血细胞凝集作用,而扁豆放置过久,还会产生大量亚硝酸盐,引起变性血红蛋白症。

① 临床特点。发病快,可在进食后数分钟发病,多数为 2~4 小时;消化系统表现为急性胃肠炎症状,上腹部不适或胃部烧灼感,腹胀,恶心呕吐,腹痛,腹泻,多为水样便,重者可呕血;神经系统表现为头晕、头痛,四肢麻木,可有胸闷,心慌,冷汗,体温多正常或伴有低热。病程短,多在 1~3 天内恢复。少数重症者可发生溶血性贫血。

② 防治措施。排除毒物,比如催吐、洗胃、输液、利尿等;对症处理,比如胃肠炎可应用颠茄类药物,呕血者应用止血剂,而溶血则应用碳酸氢钠碱化尿液,早期应用肾上腺皮质激素,必要时采取输血治疗。预防扁豆中毒的方法就是把扁豆烧熟闷透,使其失去原有的深绿色。

3. 化学性食物中毒——亚硝酸盐中毒

（1）中毒原因

因直接误食亚硝酸盐或进食含有亚硝酸盐的腌制品或进食腐败变质的蔬菜引起的中毒,称为外源性亚硝酸盐中毒。误食亚硝酸盐纯品一般在 10 分钟内发作。由于进食含有大量硝酸盐的蔬菜,在肠道内硝酸盐经细菌还原为亚硝酸盐引起的中毒,称为内源性亚硝酸盐中毒,又称肠原性青紫症,也就是民间俗称的"乌嘴病"。发生群体性亚硝酸盐中毒多因把亚硝酸盐当食盐所致,常见于工地食堂及餐饮业。

（2）临床特点

主要表现为口唇、指甲及全身皮肤、黏膜等全身性发绀,以及与发绀严重程度不相一致的缺氧。同时伴有头痛、头晕、乏力、胸闷、气短、心悸、恶心、呕吐、腹痛、腹泻,严重者可出现意识丧失、烦躁不安、昏迷、呼吸衰竭甚至死亡。

（3）防治措施

轻型中毒一般不需要治疗;重症病人需迅速予以催吐、洗胃、导泻,并及早使用特效解毒剂美蓝。预防措施主要是到正规商业网点购买食盐,千万不要购买私盐,不要使用来历不明的"盐"类物质;集体食堂尤其是学校食堂、工地食堂和餐饮单位经营管理者要加强内部管理,严禁购买、使用工业用盐,严防亚硝酸盐食物中毒和投毒事件的发生;食品生产加工企业使用亚硝酸盐要严格按照《食品添加剂使用卫生标准》执行,对盛装亚硝酸盐的容器标注醒目的标识并妥善保管,与食品、炊具、饮用水严格隔离,以防误用。

(三) 食品污染

1. 分类

食品污染分为生物性污染、化学性污染及物理性污染三类。

(1) 生物性污染

生物性污染主要是由有害微生物及其毒素、寄生虫及其虫卵和昆虫等引起的。肉、鱼、蛋和奶等动物性食品易被致病菌及其毒素污染,导致食用者发生细菌性食物中毒和人畜共患的传染病。食用被污染的食品还可引起炭疽、结核和布氏杆菌病(波状热)等传染病。

霉菌广泛分布于自然界。受霉菌污染的农作物、空气、土壤和容器等都可使食品受到污染。一次大量摄入被霉菌及其毒素污染的食品,会造成食物中毒;长期摄入少量受污染的食品也会引起慢性病或癌症。有些霉菌毒素还能从动物或人体转入乳汁中,损害饮奶者的健康。

微生物含有可分解各种有机物的酶类。这些微生物污染食品后,在适宜条件下大量生长繁殖,食品中的蛋白质、脂肪和糖类可在各种酶的作用下分解,使食品感官性状恶化,营养价值降低,甚至腐败变质。

污染食品的寄生虫主要有绦虫、旋毛虫、中华枝睾吸虫和蛔虫等。污染源主要是病人、病畜和水生物。污染物一般是通过病人或病畜的粪便污染水源或土壤,然后再使家畜、鱼类和蔬菜受到感染或污染。

(2) 化学性污染

化学性污染主要是指农用化学物质、食品添加剂、食品包装容器和工业废弃物的污染,是由汞、镉、铅、砷、氰化物、有机磷、有机氯、亚硝酸盐和亚硝胺及其他有机或无机化合物等所造成的污染。

造成化学性污染的原因有以下几种:① 农业用化学物质的广泛应用和使用不当。② 使用不符合卫生要求的食品添加剂。③ 使用质量不符合卫生要求的包装容器,造成容器上的可溶性有害物质在接触食品时进入食品,如陶瓷中的铅、聚氯乙烯塑料中的氯乙烯单体都有可能转移进入食品。④ 工业的不合理排放所造成的环境污染也会通过食物链危害人体健康。

(3) 物理性污染

食品的物理性污染通常是指食品生产、加工过程中的杂质超过规定的含量,或食品吸附、吸收外来的放射性核素所引起的食品质量安全问题。主要有:① 来自食品产、储、运、销的污染物,如粮食收割时混入的草籽、液体食品容器池中的杂物、食品运销过程中的灰尘及苍蝇等;② 食品的掺假拌假,如粮食中掺入的沙石、肉中注入的水、奶粉中掺入大量的糖等;③ 食品的放射性污染,主要来自放射性物质的开采、冶炼、生产、应用及意外事故造成的污染。

2. 预防措施

防止食品污染,不仅要注意饮食卫生,还要从各个细节着手。只有这样,才能从根本上解决问题。食品污染的防制措施主要有:① 开展卫生宣传教育;② 食品生产经营单位要全面贯彻执行食品卫生法律和国家卫生标准;③ 食品卫生监督机构要加强食品卫生监督,把住食品生产、出厂、出售、出口、进口等卫生质量关;④ 加强农药管理;⑤ 灾区要特别加强食品运输和贮存过程中的管理,防止各种食品意外污染事故的发生。

二、环境卫生

(一) 饮水卫生

水是生命之源。人们饮用未经消毒的水,就有可能染上痢疾、甲肝等疾病;受地质结构的影响,某些地区的饮水中氟、砷含量过高,人们长期喝这样的水会患氟中毒和砷中毒等地方病。

1. 什么是安全饮用水

安全卫生的饮用水是指水中既不含可对人造成危害的细菌、病毒及寄生虫卵等生物,也不含可对人体造成危害的化学性物质。

一般情况下,城市供应的合格自来水或经过检验合格的深井水、泉水都是安全卫生水。压把井水和其他卫生防护条件好的井水可以作为生活饮用水。

直接从水源取来的水,尤其是从地面水源取来的水,如河水、湖水、溪水、塘水等,即使看起来很干净,也可能含有致病微生物、寄生虫卵或有毒化学物质。一般必须经过消毒后才能饮用。

2. 生活饮用水水质卫生要求

为保证用户饮用安全,生活饮用水水质应符合下列基本要求:① 生活饮用水中不得含有病原微生物;② 生活饮用水中的化学物质不得危害人体健康;③ 生活饮用水中放射性物质不得危害人体健康;④ 生活饮用水的感官性状良好;⑤ 生活饮用水应经消毒处理;⑥当发生影响水质的突发性公共事件时,经市级以上人民政府批准,感官性状和一般化学指标可适当放宽。

3. 饮水卫生防护措施

（1）水源水保护。如果用的是江河水、水库水,取水点周围100米的范围里应严禁捕捞,禁止游泳、洗澡等可能污染水源的活动。上游不能排放工业废水和生活污水,江河沿岸不能堆放垃圾、废渣、有毒有害物质。如果用的是井水,水井要打在地势较高的地方,水井要有不透水的井壁和井台、井栏、井盖;水井周围30米以内不能有渗漏厕所、粪坑、禽畜圈、污水坑(沟)等污染源。如果用的是泉水,应在泉水流出的地方修建储水池。储水池应加盖密封。储存的泉水通过管道引到农舍。如果建有水塔,则应设置防护栏,在水塔附近安装公用水栓,防止家禽、家畜污染。

（2）减少污水排放。为防止水体污染,有关企业应按"清洁生产"的要求,减少排污,生产的废水需要处理达标后才准许排放。目前,许多乡镇、农村建有简易自来水厂,但水源选择不好,防护差,缺乏管理,无消毒设施,结果造成水中的细菌总数、大肠菌群数严重超标,应该引起关注。

（3）受到污染的水源应经消毒再饮用。具体方法为:① 直接加氯法。将一定量的漂白粉放入碗中,加冷水调成糊状,再加少量冷水,使糊状漂白粉变成溶液。把漂白粉溶液倒入水井或水缸中,用水桶或水瓢搅拌几次,半小时后即可取用。用漂白粉精片时,应先将其研成粉末,再加水溶解,其他做法与漂白粉的使用相同。一般每天消毒2次,每次加入消毒剂的量和投加方法完全一样。② 持续加氯法。采用持续加氯法消毒,可使井水和缸水经常保持清洁卫生,饮用安全。近年来,多利用"聚乙烯饮水持续消毒器"进行消毒。聚乙烯饮水持续消毒器的型号有多种,使用前应先看懂生产厂家印制的说明书,按说明书中注明的方法进行操作。

（二）雾霾防护

1. 雾霾对人体健康的影响

雾霾天气时,空气中的污染物不易扩散,对人体可造成多方面的健康损害,严重者甚至导致死亡。

（1）上呼吸道感染

雾霾天气,空气中飘浮着大量的颗粒、粉尘等,这些颗粒物上携有多种病菌,被吸入人体后,会刺激并破坏呼吸道黏膜,降低对病菌的防御能力,导致上呼吸道感染。

（2）支气管哮喘

雾霾天气时,一些过敏源(如尘螨等)也可悬浮在雾气中,支气管哮喘患者吸入这些过敏源后,会出现咳嗽、闷气、呼吸不畅等哮喘症状。

（3）对心血管系统的影响

雾霾天气空气中污染物增加，气压低，会引起胸闷、气紧、血压升高，从而诱发心脑血管疾病。

（4）结膜炎

雾霾天气时，空气中的大量微粒附着到角膜上，可引起角、结膜炎，或加重患者角膜炎、结膜炎的病情。这类患者除了老年人、儿童外，还有整天对着电脑的上班族。出现的症状多为眼睛干涩、酸痛、刺痛、红肿和过敏。

（5）对心理健康的影响

雾霾天不仅影响身体健康，也会影响人的情绪。阴沉的雾霾天气由于光线较弱及导致的低气压，容易让人产生精神压抑、情绪低落及悲观失望等，甚至容易出现情绪失控。

（6）小儿佝偻病

雾霾还会对人体健康产生一些间接影响。例如，雾霾天日照时间短，儿童紫外线接受不足，可影响体内维生素 D 的合成，进而影响钙的吸收。严重者会引发佝偻病。

（7）肺癌

雾霾导致肺癌的说法因为缺乏确凿证据目前还存在争议，但是雾霾空气中的大量颗粒可能会附着一些致癌的化学污染物却是不争的事实。如果雾霾天气严重且持续时间长，必然存在严重健康隐患。

（8）影响交通安全

雾霾天气时，视野能见度降低，导致交通事故频发，增加意外伤害。

2. 雾霾天居家问答

（1）雾霾天能不能出门？

雾霾严重时，尽量避免外出，尤其是老人、小孩和孕妇。待在家里，关闭门窗，保持室内清洁。用鼻呼吸，避免用口呼吸。

（2）总关着窗子，室内也需要通风换气，怎么办呀？

可以避开早晚雾霾高峰时段，选择阳光充足的中午时段，将窗户打开一条缝通风，每次约半小时，不要超过 1 小时。

（3）可以放一些净化空气的植物吗？

可以。有一些绿色植物，如芦荟、虎皮兰、吊兰等可以起到净化空气的作用，也能让不便外出的居住者感受绿意生机，愉悦心情。

（4）居家还要注意些什么？

面对恶劣环境，身体的抵抗力很重要。要多喝水，水能保持呼吸道的湿润，避免病菌聚集；多吃新鲜水果也可以补充身体水分，还能提供维生素，提高抵抗力。另外注意休息,不要熬夜。

3. 雾霾天出行建议

（1）雾霾天少出行。如果一定要出行,尽量避开早上 6 ~ 8 点以及晚上 8 ~ 10 点这两个污染高峰时间段。外出归来应及时清洗面部及口鼻。

（2）出行记得戴口罩。口罩选择以专业防尘口罩为宜,但一定要讲究佩戴方法。如防尘口罩上端一般都有鼻夹,佩戴后要把口罩上缘沿鼻梁处夹紧才能起到防尘效果。另外,戴口罩时间最好不要超过 4 小时。防尘口罩不能清洗或消毒,要根据污染程度及时更换口罩或滤膜。

（3）雾霾天气能见度低,建议尽量使用公共交通工具,减少驾车风险。如果自己开车的话,一定要谨慎驾驶,打开雾灯,减速慢行并保持安全车距。如看不清交通信号,请服从交警指挥。雾霾严重时,同时打开雾灯、示廓灯、近光灯、双跳灯,行车时不要开远光灯,以免反光导致视野更差。车内打开内循环按钮,不要开外循环,以免将雾霾空气带入车内。

三、职业卫生

据不完全统计,在我国近 8 亿就业人口中,受到各种职业病危害因素影响者超过 2 亿人。职业病已经成为影响我国劳动者健康的主要卫生问题。保护企业职工的健康是各级政府义不容辞的责任,也是企业和职工的社会责任。

（一）建立组织管理和保障机制

企业书面承诺建设健康促进企业,明确近期和中远期本企业健康促进的目标任务及政策措施;召开全体职工大会,公开倡议全体职工积极参与健康促进企业建设。

成立包含企业主要负责同志在内的健康促进企业领导小组,明确职责分工;领导小组定期召开工作例会,讨论企业主要健康问题并提出具体应对措施。

将健康促进企业建设纳入企业年度工作计划;制定促进职工健康的规章制度和相关措施,如职业防护、职业病防治、改善环境卫生、落实公共场所无烟、促进职工采取健康生活方式、预防控制重大疾病和突发公共卫生事件等。

企业应有职业卫生专业人员从事健康教育与健康促进工作,制定健康促进企业工作计划,定期总结并做好档案管理。

每年有职业卫生防护和健康教育工作经费,能满足开展工作的需要。

（二）开展健康教育和健康保护工作

1. 健康教育和岗位培训

企业的主要负责人以及各层级的管理人员按照《职业病防治法》的规定接受职业卫生培训，对新招收、应聘的职工和管理人员进行上岗前的职业卫生培训，企业每年定期组织在岗职工开展职业卫生培训，强化职工职业卫生、劳动保护和健康意识。在职工食堂、企业或车间出入口、宿舍、住宅区等职工相对集中的场所设置健康教育专栏并定期更新内容。企业的网络、报纸、电视、广播应设置健康教育与健康促进专题栏目。

2. 健康保护

企业与职工签订劳动合同，并在合同中载明本企业、本岗位可能存在的职业危害及其后果、职业防护措施和待遇等。

建立健全企业职工和管理人员的健康档案，掌握职工基本健康需求；建立健全职业健康检查和监护制度。

为职工配置符合职业病防治要求的个人防护用品并定期维护、更换。结合单位特点设置卫生室，配备专/兼职的卫生技术人员及必需的医疗用品和急救药物。

每年定期组织职工开展职业危害事故应急救援演练和消防安全演练，有演练评估报告或总结。

职工具备一定的劳动保护、职业危害相关的健康知识、卫生防病知识和健康行为，熟练掌握职业卫生防护设备和个人防护用品的使用方法，熟悉并掌握发生职业危害事故时开展救护和自救工作的基本方法和技能。

（三）创造并维护健康环境

1. 无烟环境

企业所有室内公共场所、工作场所禁止吸烟；企业主要建筑物入口处、电梯、公共厕所、会议室等区域有明显的无烟标识；企业内无烟草广告和促销活动。

2. 作业场所

作业场所具有与职业病危害防护相适应的设施、设备，有配套的更衣间、洗浴间、孕妇休息间等卫生设施。

生产布局合理，职业病危害因素的强度或浓度符合国家职业卫生标准和有关卫生要求。

产生职业病危害的用人单位，应当在醒目位置设置公告栏，对产生严重职业病危害的作业岗位，应当设置警示标识。

对可能发生急性职业损伤的有毒、有害工作场所，设置报警装置、应急撤离通道、必要的泄险区、现场急救用品等。

3. 实体环境

生产区、生活区基础卫生设施齐全,环境整洁、优美;饮水、饮食卫生管理制度健全,膳食结构合理;生产性废水、废气、废渣和生活污水的排放符合国家相关法律法规的规定和要求;制定传染病、慢性非传染性疾病以及其他重大传染病预防控制措施和制度。

4. 人文环境

职工可以通过合适有效的途径参与企业的民主管理,以维护和保障自身的合法权益。

管理层与职工沟通渠道畅通、有效,常年开展心理疏导或咨询活动,职工与职工之间、职工与管理者之间人际关系和谐。

企业文化活跃,内容丰富,职工参与广泛,建有职工文化、阅览、娱乐、健身等活动场所,并有相应的设施设备;定期组织职工开展球类、游泳、棋类等文体活动以及相关健康主题活动,促进职工身心愉悦。

四、生殖健康

(一) 如何避孕

1. 避孕原理

所谓避孕原理,就是用科学的方法来阻止和破坏正常受孕过程中的某些环节,以避免怀孕,防止生育。目前所采用的避孕方法很多,根据它们的避孕原理可以归纳为以下几种方法:

(1) 抑制卵巢排卵

具有抑制卵巢排卵作用的有女用短效、长效避孕药以及皮下埋植避孕剂等。卵细胞的发育和成熟受下丘脑和脑垂体的影响,这类避孕药能通过抑制下丘脑和脑垂体的功能来阻止卵细胞发育,从而达到避孕目的。另外,妇女在哺乳期也具有抑制卵巢排卵的作用,所以哺乳期也能避孕。

(2) 抑制精子的正常发育

从棉籽中提取的棉酚可抑制精子的正常发育,长期服用棉酚可使精子数明显减少或完全消失,从而达到不能生育的目的。这种男用避孕药尚未推广使用。近几年来有些地方采用物理方法(如超声波、微波、温热等刺激睾丸)来抑制睾丸的生精功能,也取得了一定进展。

(3) 阻止精子和卵子结合

这类避孕方法较多,其目的是不让精子和卵子结合,以达到避孕的目的。例如避孕套、阴道隔膜等,可使精子不能进入阴道,或进入阴道的精子不能进入子宫腔;外用避孕药具有较强的杀精子作用,将其放入阴道内能杀死已进入阴道内的精子,使精子不能进入子宫腔;男女绝育手术能阻止精子排出或阻止精子与卵子结合,是一种永久性的避孕措施。

（4）阻止受精卵着床

子宫是孕育胎儿的地方,如果设法干扰子宫的内部环境,就不利于受精卵的生长发育。在子宫内放置节育环以及各种探亲避孕药均可使子宫内膜发生变化,阻止受精卵着床和发育。

（5）错开排卵期避孕

错开排卵期避孕就是在安全期避孕,即利用月经周期推算法、基础体温测量法及宫颈黏液观察法等,掌握女性的排卵期,避开排卵期性交来避孕,使精子和卵子错过相逢的机会。

2. 男性常用的避孕方法

目前人们能够采用的避孕方法虽然很多,但是男用避孕方法比较少,常用的有避孕套、输精管结扎或堵塞,其他还有口服避孕药、体外排精和会阴部尿道压迫法避孕等。

（1）避孕套是目前使用较多的一种男用避孕工具。只要使用正确,避孕效果较好,但有些人怕影响性感或使用不习惯,故不愿意使用。

（2）输精管结扎或堵塞为一种绝育手术,适用于不再生育的夫妇或妻子因病不能生育的丈夫使用。

（3）男用口服避孕药虽然已研究成功,但具有一定的缺点,目前还不能推广使用。

（4）体外排精和会阴部尿道压迫法因不易正常掌握,故避孕效果不可靠,现在很少有人使用。

3. 女性常用的避孕方法

女用避孕方法较多,常用的有避孕药物、节育环、输卵管结扎或堵塞、阴道隔膜、阴道避孕药环,其他还有安全期和哺乳期避孕等。

避孕药的种类很多,有短效避孕药、长效避孕药、探亲避孕药、皮下埋植避孕药、外用避孕药等,其中应用最多的是短效避孕药,如能正确服用,避孕效果几乎达百分之百。长效避孕药每月只使用1次,有的可2～3个月使用1次;可以减少天天服药的麻烦,避孕效果略逊于短效避孕药。皮下埋植避孕药一次埋植可避孕5年左右,由于国内尚未生产,目前靠进口,故还不能广泛使用。探亲避孕药为速效避孕药,主要适用于探亲夫妇,也适用于新婚夫妇。外用避孕药的主要作用是杀死精子,其中以避孕药膜效果最好,避孕药膏效果较差。

节育环是目前应用最广泛的一种长效避孕工具。常用的为不锈钢圆形环,这种节育环一次放入可以避孕 20 年左右,其缺点是脱落率和带环怀孕率较高。带铜节育环的避孕效果较好,脱落率和带环怀孕率均较低,目前已在各地推广使用。阴道避孕药环使用方法简便,避孕效果也不错,有些地区已在推广使用。

阴道隔膜使用时比较麻烦,如不能正确掌握放置技术,容易导致避孕失败,所以不能广泛使用。输卵管绝育手术为一种永久性避孕措施,一次手术可以终身避孕,特别适用于不再生育或因病不能生育的妇女。安全期和哺乳期避孕方法不易正确掌握,容易导致避孕失败,所以不宜推广使用。

(二)优生优育

1. 给怀孕一个准备期

70% 左右的出生缺陷发生在非计划妊娠的情况下。造成先天性畸形的原因有多种,例如本身身体的因素、生活环境中不利于胎儿健康发育的因素、孕前或孕期营养素缺乏等。其实上述很多因素可以在怀孕的准备期加以避免或改善。专家建议最好留给自己 3 个月的准备期从各方面调整自己,为宝宝创造最佳的母体环境。这一招对目前背负工作压力的白领女性尤为适用,这也是对未来宝宝健康的负责。

2. 选择最宜怀孕时间

其实怀孕在时间上并没有明显的宜和忌之分。如果从综合角度考虑,专家认为每年的三四月份怀孕比较好。这是因为怀孕之后进入夏季,水果和蔬菜都比较充足;另外,预产期为隔年 1～2 月份出的宝宝正好能避开冬季感冒、流感高发季节,随着天气的转暖,对产妇的产后恢复和宝宝的发育都是一个好的季节。

3. 改变不良生活习惯

酗酒、吸烟、熬夜、喝咖啡、偏食、挑食都有可能导致低体重儿、流产、AIDS的发病。如果计划要一个孩子,夫妇双方应该共同改变这些不利于宝宝健康的不良习惯。一直在服用避孕药者应停用至少 3 个月之后再怀孕,因为避孕药中的荷尔蒙也会影响胚胎的早期发育。

4. 做一次孕前体检

要准备怀孕的夫妇双方都应先到医院进行一次体格检查,尤其是婚后数年才准备要孩子的夫妇,孕前做一次检查是很有必要的,这样可以确保身体处于最佳状态时妊娠,并避免遗传缺陷问题。

5. 提前补充维生素

在准备期除了均衡饮食外,还应该开始服用孕妇专用的多种维生素,这样可以确保从怀孕的最初,体内的各种维生素、微量元素就有充足的储备,从而避免和预防早期因某些维生素缺乏引起的胎儿发育缺陷和先天性畸形。补充叶酸应适量,过量摄入叶酸会导致某些进行性的、未知的神经损害的危险性增加,孕妇对叶酸的日摄入量上限为1000微克。

6. 妥善安置宠物

由于猫、狗等动物的排泄物是引起弓形虫病的主要来源,弓形虫病会影响胎儿的正常发育。所以怀孕前一定要去医院验个血,看看弓形虫指标是否是阳性,一旦呈阳性,就不宜怀孕。必须先使用药物治疗让指标转为阴性后,过一两个月再怀孕。另外,怀孕期间在家处理宠物的排泄物也要特别小心。

7. 孕中谨慎服药

怀孕时的均衡膳食、补充维生素、良好的睡眠和适量运动都有利于增强母体的体质和促进宝宝的健康发育。但如果患上感冒、发热等疾病,切勿自己随意服药,因为很多药物中的成分可以通过胎盘影响胎儿的生长发育。所以服药前一定要先咨询专业医生,谨遵医嘱。

五、健康生活方式与行为

(一)合理膳食

人体必需的营养素有40余种,包括蛋白质、脂肪、碳水化合物、矿物质、维生素、水、膳食纤维七大类。其中蛋白质、脂肪和碳水化合物三类能够提供热能。

1. 平衡膳食十原则

(1)食物多样,谷类为主,粗细搭配。

(2)多吃蔬菜水果和薯类。

(3)每天吃奶类、大豆或其制品。

(4)常吃适量的鱼、禽、蛋和瘦肉。

(5)减少烹调油用量,吃清淡少盐膳食。

(6)食不过量,天天运动,保持健康体重。

(7)三餐分配要合理,零食要适当。

(8)每天足量饮水,合理选择饮料。

(9)如饮酒,应限量。

(10)吃新鲜卫生的食物。

2. 中国居民平衡膳食宝塔

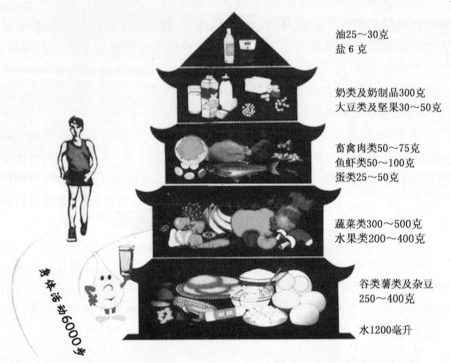

油25～30克
盐 6 克

奶类及奶制品300克
大豆类及坚果30～50克

畜禽肉类50～75克
鱼虾类50～100克
蛋类25～50克

蔬菜类300～500克
水果类200～400克

谷类薯类及杂豆
250～400克

水1200毫升

身体活动6000步

中国居民平衡膳食宝塔（2007）　　来源：**中国营养学会**

膳食宝塔指明的每天适宜摄入食物量和种类是为了给人们以直观印象，并非严格规定。中国营养学会理事长葛可佑强调，他们推广的"均衡"饮食的理念，提倡的是长期坚持的态度。

3. 特殊人群的饮食

（1）幼儿的合理膳食

① 以谷类为主，包括肉、蛋、禽、鱼、奶类和豆类及其制品和适量蔬菜。每周至少安排一次动物肝、血及海产品，以补充视黄醇、铁、锌和碘。

② 合理烹调。蔬菜应切碎煮烂，瘦肉宜制成肉糜或肉末，硬果及种子类食物应磨碎制成泥糊状，不宜添加味精等调味品。

③ 每日 4～5 餐，除三餐外，可增加 1～2 次点心，进餐应有规律。

（2）儿童及青少年的合理膳食

儿童、青少年时期生长发育迅速，代谢旺盛，所需能量和各种营养素的量相对要比成年人多。儿童青少年期各个年龄阶段，对膳食中营养素供给量有不同要求。

① 儿童、青少年时期肌肉组织发育最快，所需蛋白质也最多，对各种氨基

酸的需要量均相应增多,一般高于成人的 1~2 倍,精氨酸和苏氨酸可高 4 倍,在蛋白质的供给量上应与热能相适应,占总热能的 12%~15%。

② 由于儿童机体器官尚未发育成熟,咀嚼及消化能力尚未完善,应供给质地细软、易于消化的食品。但也应注意逐渐增加纤维素多的食物,以增强牙齿和胃肠道功能。

③ 各种无机盐及维生素的足量供给也很重要,无机盐中除钙、磷、铁、碘和镁外,锌的充分供应对生长和性器官的发育很重要。

(3) 老年人的合理膳食

① 饭菜要香。饭菜搭配要合理,烹饪要得法,使得餐桌上的食品色、香、味俱全,以提高老年人的食欲。

② 质量要好。应多食用营养丰富的食品。

③ 数量要少。每餐进食的量要少,应以七八分饱为宜,宜少食多餐。

④ 菜肴要淡。不宜食用过咸食品,每日的食盐摄入量应控制在 6 克以下。

⑤ 饭菜要烂。进食的饭菜要尽量做得软一些、烂一些,以利于消化吸收。

⑥ 饮食要温。进食的食物温度应冷热适宜。

⑦ 食物要杂。粗细粮要合理搭配,主食品种要多样化。

⑧ 蔬菜要多。食用的蔬菜品种要多,进食量也要适当地多一些。

⑨ 水果要吃。水果中含有丰富的维生素和微量元素,有助于维持体液的酸碱平衡。

⑩ 吃饭要慢。进食时不要着急,应该细嚼慢咽。

二、戒烟限酒

(一) 控制烟草

1. 核心信息

(1) 中国吸烟人数超过 3 亿,约有 7.4 亿不吸烟者遭受二手烟暴露的危害。

(2) 中国每年因吸烟死亡的人数逾 100 万,超过结核病、艾滋病和疟疾导致的死亡人数之和。

(3) 现在吸烟者中将来会有一半因吸烟而提早死亡,吸烟者的平均寿命比不吸烟者缩短至少 10 年。

(4) 烟草烟雾至少含有 69 种致癌物。

(5) 烟草制品中的尼古丁可导致烟草依赖,烟草依赖是一种慢性成瘾性疾病。

（6）吸烟及二手烟暴露均严重危害健康。即使吸入少量烟草烟雾,也会对人体造成危害。

（7）二手烟暴露没有安全水平,室内完全禁止吸烟是避免二手烟暴露危害的唯一有效方法。

（8）在室内设置吸烟区(室)、安装通风换气设施等均不能避免二手烟暴露的危害。

（9）不存在无害的烟草制品,只要吸烟即有害健康。

（10）"低焦油卷烟""中草药卷烟"不能降低吸烟带来的危害,反而容易诱导吸烟,影响吸烟者戒烟。

（11）吸烟可以导致多种恶性肿瘤,包括肺癌、口腔癌、鼻咽部恶性肿瘤、喉癌、食管癌、胃癌、肝癌、胰腺癌、肾癌、膀胱癌、宫颈癌、结直肠癌、乳腺癌和急性白血病等。

（12）吸烟可以导致慢性阻塞性肺疾病(慢阻肺)、青少年哮喘,增加呼吸道感染的发病风险。

（13）吸烟可以增加肺结核患病和死亡的风险。

（14）吸烟可以导致冠心病、脑卒中和外周动脉疾病。

（15）男性吸烟可以导致勃起功能障碍。

（16）女性吸烟可以导致受孕率降低、流产、死胎、早产、婴儿低出生体重,增加婴儿猝死综合征的发生风险。

（17）吸烟可以导致 2 型糖尿病,增加其并发症的发生风险。

（18）吸烟可以导致牙周炎、白内障、手术后伤口愈合不良、皮肤老化、老年痴呆、绝经后女性骨密度降低和消化道溃疡。

（19）二手烟暴露可以导致肺癌、冠心病、脑卒中、乳腺癌、鼻窦癌。

（20）二手烟暴露可以导致成年人急慢性呼吸道症状、肺功能下降、支气管哮喘和慢性阻塞性肺疾病。

（21）孕妇暴露于二手烟可以导致婴儿出生体重降低、婴儿猝死综合征、早产、新生儿神经管畸形和唇腭裂。

（22）二手烟暴露可导致儿童支气管哮喘、肺功能下降和中耳炎。

（23）戒烟是降低吸烟危害的唯一方法。戒烟越早越好,任何年龄戒烟均可获益。

（24）戒烟可以显著降低吸烟者肺癌、冠心病、慢阻肺等多种疾病的发病和死亡风险,延缓上述疾病的进展,并改善预后。

（25）吸烟的女性在妊娠前或妊娠早期戒烟,可以降低早产、胎儿生长受限、新生儿低出生体重等多种问题的发生风险。

（26）吸烟者在戒烟过程中可能出现不适症状，必要时可依靠专业化的戒烟治疗。

（27）吸烟者应当尊重他人的健康权益，不在室内工作场所、室内公共场所、公共交通工具内和其他禁止吸烟的场所吸烟。

（28）吸烟者应当积极戒烟，吸烟者本人的戒烟意愿是成功戒烟的基础。

（29）戒烟门诊可向吸烟者提供专业戒烟治疗。

（30）全国戒烟热线电话为 400 888 5531，公共卫生服务热线电话为 12320。

2. 戒烟指导

（1）五日戒烟法

第 1 日，准备戒烟。要点：充分认识到吸烟的危害，增加戒烟的决心。尽可能不要和吸烟的人在一起。一日三餐以水果或果汁为主食，少吃肉、鱼、鸡类食物，不要喝咖啡、酒类，不要吃辛辣食物。睡觉前散步并做深呼吸，早点上床休息。想吸烟的时候就做深呼吸。

第 2 日，开始戒烟。醒来的第一件事情就是对自己强调"我今天不抽烟"。在早餐前喝一大杯水并洗一个澡，保持头脑清醒。进食仍以水果为主，避免食用油炸和肉类食品，饭后寻找一些感兴趣的事情去做。

第 3 日，对付戒断症状。2 天没有吸烟，可能会出现头痛、口干、咳嗽、刺痛感、焦虑或抑郁、腹泻或便秘等种种不适症状，这时需要增强毅力，选择喜欢的运动，或洗澡睡觉，多喝果汁、开水，放松精神。

第 4 日，对付烟瘾。想吸烟时可吃胡萝卜条、嗑瓜子，以转移注意力，同时要进行适当锻炼，可选择散步、骑车等方式，放松自己并增加能量消耗。非常想吸烟的时候，及时做深呼吸。

第 5 日，防止复吸。最关键的是要有意识地远离吸烟人群，控制自己的食量，同时丰富业余生活，如看电影、做运动等。

（2）世界卫生组织提出的戒烟十大建议

① 自己确定一个停止吸烟的日期，并严格遵守。

② 停止吸烟后，有些人会出现头晕、眼花、烦躁不安、嗓子疼痛等症状。这些症状都会在 1~2 周内消失。

③ 坚决扔掉您所有的卷烟及烟灰缸、打火机等。

④ 多喝水，随时备上一杯水。

⑤ 加强体育活动。

⑥ 利用节约出的烟钱去买特别想要的物品。

⑦ 改变习惯，避免经过平时买烟的商店，选择另一地方去用餐。

⑧ 别把不愉快的事或喜事作为开戒的借口。因为,吸了第一支,就会吸第二支……

⑨ 如果担心发胖,就应特别注意控制饮食或增加活动。

⑩ 不要为将来担忧,坚信不吸烟对你自己有好处。

（二）适量饮酒

酒,是一把双刃剑。少量饮红葡萄酒可延缓动脉硬化,预防发生心血管疾病;若适量饮酒,可以增加生活情趣;过量饮酒则会损害健康。

1. 酗酒的危害

（1）酒精中毒。轻则胡言乱语、不省人事,重则造成心跳、呼吸停止,危及生命。

（2）损害食管、胃黏膜和肝脏,导致食管炎、胃炎、胃溃疡、肝炎、肝硬化等疾病。

（3）影响脂肪代谢,引起营养失调、高血压、心脏病等。

（4）对精子和卵子有毒副作用,影响胎儿发育。

（5）醉酒后感情冲动,容易发生意外伤害。

既吸烟又饮酒则更危险。酒能增加烟草中有害物质的溶解性,使烟雾中的有毒物质更容易黏附在口腔、喉头、食道和胃的黏膜上,大大增加致癌的危险性。

2. 饮酒的注意事项

（1）怀孕、患病或服药期间不饮酒。

（2）饮酒以红酒为宜,尽量少饮白酒等烈性酒。

（3）饮酒要适可而止,并且不宜空腹饮酒或喝得太快。

（4）避免酒后驾车、游泳或从事其他危险工作,以免发生意外。

三、适量运动

（一）缺乏运动的坏处

（1）身体的免疫力下降,对某些疾病和病毒缺乏有效免疫力而诱发疾病。

（2）少年儿童如果不进行足够的体育锻炼的话,会影响他们的大脑发育和智力发展。

（3）缺乏运动可导致高血压、糖尿病等心血管疾病及骨质疏松、肥胖症等。

（二）运动的好处

（1）体育锻炼有利于人体的生长发育,提高抗病能力,增强机体的适应能力。

（2）降低儿童在成年后患上心脏病、高血压、糖尿病等疾病的风险。

（3）延缓衰老。

（4）能改善神经系统的调节功能，提高神经系统对人体活动时错综复杂变化的判断能力，并及时做出协调、准确、迅速的反应。

（5）使人体适应内外环境的变化、保持机体生命活动的正常进行。

（6）能调节人体紧张情绪，改善生理和心理状态，恢复体力和精力。

（7）增进身体健康，使人精力充沛地投入学习、工作。

（8）促进睡眠。

（9）陶冶情操，保持健康的心态。

（10）参与集体项目与竞赛活动可以培养人的团结、协作及集体主义精神。

（三）日常生活的运动机会

（1）多走楼梯，少乘电梯。

（2）多争取机会走路，少坐车。

（3）看电视时可做一些运动，如弯腰、踢腿、跳绳等。

（4）与朋友一起定期运动，如慢跑、打羽毛球、游泳等，培养运动兴趣，养成有规律的运动习惯。

（四）适量运动

（1）根据自己实际情况选择适合的中低强度运动，如太极拳、骑车、爬山、游泳、打乒乓球等。

（2）运动注意事项：一是运动前需做准备活动，运动强度以心率达到"170－年龄"为宜，运动结束时做整理运动；二是运动要注意循序渐进，不做鼓劲憋气、快速旋转、剧烈用力和深度低头的动作；三是在锻炼过程中身体不适、无力、气短时，及时停止运动，必要时就医；四是运动时间以早晨八九点钟太阳出来后或16时左右运动为宜。

（五）普通健康成年人的运动处方

（1）运动类型：以有氧运动和耐力运动为主，如骑车、慢跑、游泳、爬山等。

（2）运动强度：中等强度，自我感觉有一点累、稍累。

（3）运动时间：每天30～60分钟。

（4）运动频率：每周5～7次，最好天天运动。

（六）孕期妇女运动的益处

散步是最好的选择。为了避免扭伤脚踝，尽量选择在平坦的地面上行走。

（1）适量运动可以帮助孕妇放松心情，增加体力，利于分娩。

（2）产前做放松运动和掌握呼吸技巧能减轻分娩的痛楚。

（3）有助于产后迅速恢复身材。

（4）改善孕期自我感觉。

（5）减轻背痛、抽筋、便秘、呼吸困难等怀孕期常见症状。

（6）对胎儿的供氧会更充足,能促进胎儿的发育。

（7）孕妇运动能使胎儿感受到快乐、安稳和舒适。

（七）老年人的运动处方

老年人运动应遵循简单易行、安全有效原则。根据个人的身体素质、兴趣、爱好、锻炼的客观目标等因素选择运动项目。锻炼的次数以每周 3～4 次或隔日一次为最佳。体力及身体机能较差者,应从低强度运动开始,逐渐增加运动强度和运动时间;体力较好、有运动经历者可选择较大的运动强度,运动量也应由小到大,循序渐进。

1. 步行

是老人锻炼最简便且安全的运动。步行宜选择在公园、湖畔等空气清新、道路平坦的地方。步行有益于防止高血压、动脉硬化、糖尿病等疾病的发生,可以增强下肢肌肉及韧带的活动能力,保持关节灵活,促进四肢及内脏器官的循环。

步行还可以促进大脑兴奋和抑制的协调,平衡心理,消除孤独和抑郁情绪。

2. 慢跑

长期坚持慢跑能加速全身血液循环,改善心脏功能,延缓动脉粥样硬化,防止超重和肥胖。

慢跑心率控制在 80～100 次/分为最好。每次跑 20 分钟左右,每周 3～5 次。

3. 太极拳

太极拳是很适合老年人生理特点且安全而有效的锻炼项目,尤其对体质弱及有慢性病的老人更为适宜。练太极拳能增进心肺健康,预防高血压、动脉硬化、肺气肿等慢性病;还能促进消化吸收功能,加速代谢过程;对老人骨关节及肌肉功能的保持有良好作用;能调节神经系统功能,增进全身健康。

4. 门球

门球是一项没有身体接触、对抗,注重个人竞技发挥,融艺术、趣味、观赏性为一体的休闲运动项目。它可以使全身的运动器官,特别是手、臂、腰、腿、脚以及视力、听力、内脏和神经系统都得到锻炼,起到防病、保健、康复作用。门球运动的基本活动是瞄准、击球、拾球和到位。在活动中伴随着快步走或慢跑,另外对体质强弱没有要求,挥杆击球强度小,节奏从容,不会过度疲劳,既安全又适度。在参加门球活动前,应把臂、腿、腰以及相应的关节充分活动开;门球运动的体力消耗虽然不大,但容易兴奋,此时应注意控制自己,不应超过适合自己的步伐或跨度活动的幅度,以免扭伤筋骨。

5. 中老年人运动注意事项

一忌参加竞赛;二忌负重憋气;三忌急于求成;四忌头部位置突然变换;五忌晃摆旋转。

（八）预防运动损伤

（1）重视运动前的准备活动和运动后的整理运动。

（2）一开始不要做剧烈的运动,避免过量运动。

（3）水分的补给要充足,营养与睡眠要充足。

（4）运动中出现任何身体不适要立即停止运动和休息。

（5）炎热或酷寒气候要避免运动。

（6）运动中注意穿舒服、透气性好的运动鞋和运动衣。

四、心理平衡

人的心理平衡与否,对健康影响很大。开心的"笑"是最好的平衡机制。发自内心的"笑"可使大脑分泌一种叫多巴胺的"益性"激素。如果人整天焦躁不安、怒气攻心,大脑就会产生去甲肾上腺素和肾上腺素等"毒性"激素。所有健康长寿处方中,心理平衡都排在第一位。

（一）做到心理平衡的三个"三"

1. 三个"正确"

一是正确对待自己。人贵有自知之明,"知人者智,自知者明";二是正确对待他人,心中常有爱心;三是正确对待社会,常怀感激之情。

2. 三个"既要"

一是既要奉献社会,又要尽情享受健康人生;二是既要怀有报国志,在事业上力争上游,又要有颗平常心,甘于平淡生活;三是既要精益求精于专业知识,又要有多姿多彩的休闲爱好。

3. 三个"快乐"

一是要助人为乐;二是要知足常乐;三是要自得其乐。

（二）保持心理平衡的几种方法

1. 倾诉

当遇到不幸、烦恼和不顺心的事之后,切勿忧郁压抑,把心事深埋心底,而应将这些烦恼向你信赖、头脑冷静、善解人意的人倾诉,自言自语也行,对身边的动物讲也行。

2. 旅游

当一个人心理不平衡、有苦恼时,就应多接触大自然。山区或海滨空气中含有较多的负离子,利于促进机体的健康。

3. 读书

读书能使人心神愉悦。一本好书会让你爱不释手,忘掉尘世间的一切烦恼。

4. 听音乐

听轻松愉快的音乐会使人心旷神怡,沉浸在幸福愉快之中而忘记烦恼。

5. 求雅趣

下棋、绘画、钓鱼等都能让你心情平和。

6. 做好事

做好事,能够获得快乐,安慰内心,感到踏实,心情愉快。

7. 忘却

有时候,忘却是最好的应对负面情绪的方式。

五、限油限盐

油和盐是人们日常生活中必不可少的饮食调料。但想要健康,日常饮食的盐油量必须适度。每人每天食油不超过 25 克,食盐不能超过 5 克。

(一)高盐高脂饮食的危害

(1)高盐高脂饮食是高血压、血管硬化的重要原因之一。

(2)高盐高脂饮食能导致骨质疏松。

(3)高盐高脂饮食会增加心脏病的发病风险。

(二)限油限盐的好处

(1)显著降低人群血压;

(2)逆转左心室肥厚;

(3)减少蛋白从尿液中的排出;

(4)减少尿钙排出,降低肾结石的发病率;

(4)减轻骨质疏松;

(6)预防胃癌;

(7)预防脑卒中;

(8)减少动脉粥样硬化。

(三)日常生活限盐限油的措施

(1)烹饪食物时尽量采用蒸、煮、炖、煲的方法,少用煎、炸。

(2)选择玉米油、蔬菜油、橄榄油、核桃油等含不饱和脂肪酸较多的油。

（3）在烹饪时使用限油壶和限盐勺，并控制每餐的油、盐使用量。

（4）用葱、姜、蒜之类的香料来提味，消除减少油盐使用量带来的不适应感。

（5）炒菜时可改用低钠盐。

（6）可以用白醋、柠檬等来替换一些含盐调味料。

（7）尽量少吃酱菜、腌肉、咸鱼、腊肉和罐头食物等高盐分食物。

（8）多在家做饭，少外出用餐。

（9）多吃新鲜水果。

六、重视睡眠

人的一生大约有 1/3 的时间是在睡眠中度过的。睡眠可以使人们的大脑和身体得到休息、休整和恢复，有助于提高工作效率和学习效率。

（一）睡眠时间

睡眠要保证足够的时间，睡眠时间因人而异。

（1）青少年每天需要睡眠 9～10 小时。

（2）成人每天需要睡眠 7～8 小时。

（3）60 岁以上者每天睡眠 6～7 小时。

（二）睡眠不足的危害

（1）影响大脑的创造性思维；

（2）影响青少年的生长发育；

（3）影响皮肤的健康；

（4）导致神经衰弱、感冒、胃肠疾病等；

（5）引起肥胖。

（三）改善睡眠质量的方法

（1）睡觉前放下影响睡眠的心理负担。

（2）养成规律的作息习惯。

（3）进行有规律的身体锻炼，但睡觉前 1 小时不要进行剧烈运动。

（4）睡前放松心情，听听轻音乐，避免思考问题。

（5）保持卧房安静。

（6）不在床上看书、打电话、看电视。

（7）睡前可适度进食牛奶、面包之类的食物，但不能过饱，切忌酒精、咖啡、可乐、茶等刺激性的饮料。

（8）不要自行服用安眠药以帮助睡眠。

（四）有助于睡眠的食物

（1）龙眼。具有补心益脑、养血安神的功效。

（2）红枣。对多梦、精神恍惚有显著疗效。

（3）小米。具有健脾胃、安眠的功效。

（4）黄花菜。用黄花菜煮汤或炒菜，能促进睡眠。

（5）核桃。有助于防治神经衰弱、健忘、失眠、多梦。

（6）牛奶。临睡前喝杯热牛奶，有催人入睡的效果。

（7）水果。苹果等碱性水果有抗肌肉疲劳的作用。

（8）糖水。睡前饮一杯糖水能促使血清素形成，使大脑皮质受到抑制而进入睡眠状态。

七、健康生活八要素

（1）营养。饮食营养要均衡，多吃谷物和粗粮，多吃新鲜水果和蔬菜，少油、低盐。

（2）锻炼。坚持安全适量的有氧运动。

（3）水。每天要喝足够而清洁的水。

（4）阳光。多在户外活动，接受自然阳光的照射（防止暴晒）。

（5）节制。节制欲望和不良嗜好。

（6）空气。多到大自然中去呼吸新鲜空气。

（7）休息。劳逸结合，养成良好的作息习惯。

（8）自信。相信科学的指导，建立信心，保持对人生的乐观态度和平和心态。

八、合理用药

（1）合理用药是指安全、有效、经济地使用药物。优先使用基本药物是合理用药的重要措施。不合理用药会影响健康，甚至危及生命。

（2）用药要遵循"能不用就不用，能少用就不多用"及"能口服不肌注，能肌注不输液"的原则。

（3）购买药品要到合法的医疗机构和药店，注意区分处方药和非处方药，处方药必须凭执业医师处方购买。

（4）阅读药品说明书是正确用药的前提，特别要注意药物的禁忌、慎用、注意事项、不良反应和药物间的相互作用等事项。如有疑问，要及时咨询药师或医生。

（5）处方药要严格遵医嘱，切勿擅自使用。特别是抗菌药物和激素类药物,不能自行调整用量或停用。

（6）任何药物都有不良反应,非处方药长期大量使用也会导致不良后果。用药过程中如有不适,要及时咨询医生或药师。

（7）孕期及哺乳期妇女用药要注意禁忌证;儿童、老人和有肝脏、肾脏等方面疾病的患者,用药应谨慎,用药后要注意观察;从事驾驶、高空作业等特殊职业者要注意药物对工作的影响。

（8）药品存放要科学、妥善,防止因存放不当导致药物变质或失效;谨防儿童及精神异常者接触;一旦误服、误用,及时携带药品及包装就医。

（9）接种疫苗是预防一些传染病最有效、最经济的措施,国家免费提供一类疫苗。

（10）保健食品不能替代药品。

第八节　应急健康教育

一、突发公共卫生事件

（一）突发公共卫生事件的定义

突发公共卫生事件是指突然发生造成或者可能造成社会公众健康严重损害的重大传染病疫情、群体不明原因疾病、重大食物和职业中毒以及其他严重影响公众健康的事件。包括生物、化学、核辐射和恐怖袭击事件,重大传染病疫情,群体不明原因疾病,严重的中毒事件,影响公共安全的毒物泄露事件,放射性危害事件,影响公众健康的自然灾害以及其他严重影响公众健康事件等。

（二）突发公共卫生事件的特点

（1）突发性;

（2）病情严重且传播速度快;

（3）具有公共卫生的属性;

（4）对公众健康的损害和影响要达到一定的程度;

（5）影响多个方面;

（6）处理的系统性;

（7）具有远期效应。

（三）突发公共卫生事件健康教育

通过开展应急健康教育,提高广大群众的自我防范意识和保护技能,消除恐慌心理,同时引导和配合医疗卫生机构科学、有序、高效地处理突发公共卫生事件,降低危害,减少损失,保障大众身心健康和生命安全,维护社会安定。

健康教育在应对突发公共卫生事件中的作用可以简单地概括为:发生前提高免疫力;发生早期传播权威信息以正视听,促使公众配合政府正确应对而不是偏听偏信而出现不理智行为;发生中后期引导公众正确应对,以降低突发公共事件对公众的影响。

1. 健康教育原则

(1) 预防为主原则。

(2) 快速反应原则。

(3) 政策性原则。

(4) 针对性原则。

(5) 科学实用性原则。

2. 健康教育的主要形式和方法

(1) 配合新闻媒体在广播、电视和报纸上进行宣传。

(2) 利用网络开展各类相关知识的宣传。

(3) 制作宣传折页、宣传单、海报、招贴画等各种宣传品,利用各种渠道进行发放,对重大传染病疫情应保证宣传到户。

(4) 利用机关企事业单位、社区的宣传栏、科普画廊、板报等宣传阵地进行宣传。

二、重大传染病疫情

(一) 疾病暴发期

快速有效地利用各种教育形式宣传有关知识,制作必要的宣传资料,及时分发给群众,有针对性地宣传普及救护常识,传染病预防、饮食、饮水卫生知识和消毒、杀虫方法。同时,运用个别劝导、讲座、咨询等方式,做好有关人群的心理危机疏导干预工作,配合新闻传媒加大宣传教育力度。

(二) 疫情持续期

向疫区群众通报卫生状况,针对出现的疫情,将有关卫生防病知识向群众反复宣传。指导群众开展以饮水、饮食卫生为重点,管理好人畜粪便,减少蚊蝇孳生地和杀灭病媒昆虫等工作。同时要继续配合新闻媒体,加大宣传力度和频度,并针对群众的心理问题,加大疏导力度,如开设咨询热线、增加咨询讲座次数等,倡导科学的说法和行为,进行全人群心理疏导干预。

（三）疫情控制期

重点是普及环境卫生知识，宣传预防疾病的长期性，针对可能暴发流行和反复的传染病开展健康教育活动，倡导健康行为，树立健康信念，提高群众抗灾防病的意识和能力，并做好相关疾病康复保健知识的宣传教育。

三、常见食物中毒

（一）细菌性食物中毒预防措施

（1）严把食品的采购关。

（2）注意食品的储存卫生，防止尘土、昆虫、鼠类等动物及其他不洁物污染食品。

（3）食堂从业人员每年必须进行健康检查。凡患有痢疾、伤寒、病毒性肝炎、活动性肺结核、化脓性或者渗出性皮肤病以及其他有碍食品卫生的疾病，不得从事接触直接入口食品的工作。

（4）食堂从业人员有皮肤溃破、外伤、感染、腹泻症状者不能带病加工食品。

（5）食堂从业人员工作前、处理食品原料后、便后用肥皂及流动清水洗手。

（6）加工食品的工具、容器等要做到生熟分开。加工后的熟制品应当与食品原料或半成品分开存放，半成品应当与食品原料分开存放。

（7）加工食品必须做到烧至熟透，需要熟制加工的大块食品，其中心温度不低于70℃。

（8）剩余食品必须冷藏，冷藏时间不得超过24小时。在确认没有变质的情况下，必须经高温彻底加热后，方可食用。

（9）带奶油的糕点及其他奶制品要低温储存。

（10）储存食品要在5℃以下，生、熟食品分开储存。

（二）化学性食物中毒预防措施

（1）严禁食品贮存场所存放有毒、有害物品及个人生活物品。

（2）不随便使用来源不明的食品或容器。

（3）蔬菜加工前要用清水浸泡5～10分钟后再用清水反复冲洗。

（4）水果宜洗净后削皮食用。

（5）手接触化学物后要彻底洗手。

（6）加强亚硝酸盐的保管，避免误作食盐或碱面食用。

（7）苦井水勿用于煮粥，尤其勿存放过夜。

（8）食堂应建立严格的安全保卫措施。

四、职业中毒

职业中毒的发生往往有特定的人群聚集性,因此一方面要以人为本,立即施行救治,另一方面要加强对重点人群的健康教育工作。这类重点人群主要包括厂矿企事业单位的企业主、企业管理人员、职工等。

(一)健康政策融入日常管理

把健康政策融入日常工作中,明确管理目标,运用目标管理的现代化管理方法,积极创造安全卫生的实体工作环境和良好的企业文化,敦促职工采取规范流程从事生产活动。

(二)创造支持性环境

给职工提供健康服务及支持性环境,鼓励职工采取健康的个人生活方式,发展个人技能。如给企业给员工配备健身设备或器材,给员工安排工间休息时间,给员工配备健康餐饮,提供有针对性的健康培训,以及提供员工援助计划(Employee Assistance Program, EAP)等。

(三)提高职工健康与安全意识

加强宣传和培训教育工作,提高公众自救、互救和应对急性职业中毒事件的综合素质。可采取集中培训、大众传播(如黑板报、墙报、广播、电视、网站等)、编印宣传资料分发宣传、开展卫生法律法规咨询活动等形式。同时要加强心理咨询和辅导服务。根据不同情况,针对企业现有的职业卫生问题,针对职工不同的具体情况,有针对性地开展工作。如集体单位可以组织定期讲课培训和考核,对文化程度较低、接受能力较差的人员可进行一对一咨询辅导。

(四)企业社区参加

企业应积极参与社区活动,与社区分享资源,互相促进。不仅关注员工及其家人的身心健康、安全及生活质量,更要强调企业的社会责任感与社会影响力。

五、突发灾害

冰雪和洪涝灾害使灾区生态环境和生活条件受到极大破坏,卫生基础设施损坏惨重,饮用水源严重污染,供水设施遭到破坏,极易发生肠道传染病。同时,呼吸道传染病、人畜共患病和自然疫源性疾病发生的危险性也大大增加。同时,由于人群聚集,容易发生群体性心理不良反应,出现群体性焦虑、抑郁和恐惧症状。因此,灾区健康教育的主要任务是针对灾区主要卫生问题,广泛进行社会动员,向广大干部群众和抗洪救灾官兵普及救灾防病知识,指导人们的卫生行为,提高自我保健意识,增强自我保健能力,确保大灾之后无大疫。洪涝灾区健康教育内容应针对主要卫生问题选择重点进行宣传,主要是饮水卫生知识、饮食卫生知识、环境卫生知识、基本消毒知识和方法、杀虫灭鼠知识、预防传染病知识和心理卫生知识等。

例如,灾区预防皮肤擦烂注意事项如下:

(1) 应保持皮肤清洁干燥,随身用毛巾等擦汗。

(2) 可以在皮肤褶皱部位扑些痱子粉。

(3) 下水劳动时,每隔1～2小时休息一次。

(4) 每次劳动离水后,一定要洗净脚,穿干鞋。

(5) 当发现脚部皮肤破溃并有加重趋势时,应暂时不要下水。如必须下水,要设法穿长筒靴。

(6) 有足部皮肤病的应少下水。

六、恐怖袭击

恐怖事件的发生极易对人们,特别是儿童的心理造成严重的影响。恐怖事件发生时,人们本能的反应往往是在一定的群体范围内寻求帮助,包括情感交流、获取信息、释放精神压力以及寻求感情支持等。健康教育工作者可以利用这一特点,在社区中先对重点对象进行培训,利用他们作为同伴教育者,再让他们回到各自的社区中进行交流、教育和讨论,常常能收到良好的效果。

第九节　基本健康技能

一、测量体温

健康人的体温是相对稳定的,一天之内的波动范围很小,一般不会超过1℃。正常人的口腔温度为36.3℃～37.2℃,腋下体温为36℃～37℃,直肠温度为36.9℃～37.9℃。体温高于正常体温称为发热(发烧)。低热是指体温在37℃～37.5℃,中度发热时体温为37.5℃～39℃,高热为39℃～41℃,过高热为41℃以上。测量体温时通常是使用体温计测量腋下温度。所以一般所说的体温是指腋下体温。

使用水银体温计测量腋下体温的步骤如下

(1) 取出体温计,检查体温计是否破损。

（2）捏住体温计上端（无水银球的那端），将水银柱甩到35℃以下。

（3）将体温计的水银端放于腋窝顶部，夹紧。

（4）夹紧5分钟后，取出体温计。

（5）正确读取体温度数。手持体温计尾端，使体温计呈水平位，使表上的刻度与眼平行，背光慢慢转动体温计，便可清晰地看到水银柱的度数。

（6）能正确读取体温计的度数（演示时用手指出水银柱的位置）。

（7）将体温计放回原处。

二、看懂药品说明书

阅读药品说明书的要点如下：

（1）了解药物名称。一种药品往往有多种药名，如通用名、商品名、别名等，使用者一般只要能清楚药品的正名即通用名，就能避免重复用药。

（2）适应证。主要说明药品适用于哪些疾病。

（3）副作用。主要指患者在服用治疗剂量的药物时，伴随治疗作用可能会出现的其他不需要的作用。

（4）注意事项或禁忌证。对这两项内容要认真看、仔细看、看准确。如有"肝肾疾病患者慎用""12岁以下儿童禁用""孕妇慎用""禁食生冷辛辣之品"等内容，一定要严格遵守。

（5）用法及用量。用法通常是指吃药的次数、间隔时间及用药途径。用量如果没有特别说明，一般指的是成人的常用量。

（6）储存方法。便于正确储存。

（7）批准文号、生产批号、有效期、失效期。要认真识别，有助于鉴别假劣药品，判断药品是否失效。

如果拿到药品说明书后感觉看不懂、看不明白，必须及时请教医生，切不可不懂装懂，胡乱用药。

三、火灾逃生

火灾是最经常、最普遍地威胁公众安全和社会发展的主要灾害之一。火灾造成死亡的主要原因是火焰烟雾中毒窒息死亡，其次是直接被大火烧死或跳楼坠亡。

（一）火灾脱险逃生应紧急采取的措施

（1）沉着冷静。根据火势实情选择最佳的自救方案，千万不要慌乱。

（2）防烟堵火。当火势尚未蔓延到房间内时，应紧闭门窗、堵塞孔隙，防止烟火窜入。若发现门、墙发热，说明大火逼近，这时千万不要开窗、开门，可以用浸湿的棉被等堵封,并不断浇水,同时用湿毛巾捂住嘴、鼻,找不到湿毛巾时可以用其他棉织物替代。

（3）设法脱离险境。底层的居民自然应夺门而出。楼上的住户若楼道火势不大或没有坍塌危险时,可裹上浸湿的毯子、非塑制的雨衣等,快速冲下楼梯。若楼道被大火封住而无法通过,可顺墙壁排水管下滑或利用绳子沿阳台逐层跳下。

（4）尽快显示求救信号。发生火灾时,呼叫往往不易被发现,可以用竹竿撑起鲜明衣物不断摇晃,或打手电或不断向窗外掷不易伤人的衣服等软物品,或敲击面盆、锅、碗等。

（5）发生火灾时要争分夺秒,切不可因贪恋财物而贻误逃生时机。

（二）火灾发生牢记"三原则"

1. 三"要"

一要熟悉自己住所的环境;二要遇事保持沉着冷静;三要警惕烟毒的侵害。

2. 三"救"

一是选择逃生通道自救;二是结绳下滑自救;三是向外界求救。

3. 三"不"

一不乘坐普通电梯;二不轻易跳楼;三不贪恋财物。

（三）正确拨打 119 报警

（1）发生火灾时,立即打电话报警,无论是手机或座机,直接拨打火警电话"119"。拨打电话时要沉着冷静,拨通后首先询问对方是否为火警台,得到确认的答复后方可报警。

（2）电话接通后,必须准确报出失火方位。如果不知道失火地点名称,也应尽可能说清楚周围明显的标志,如建筑物等。尽量讲清楚起火部位、着火物资、火势大小、是否有人被困等情况。同时要留下有效的联系电话,最好派人到路口接应消防队员,指引通往火场的道路。

四、抢救触电者

如果发现他人触电,救助者必须争分夺秒,充分利用当时、当地的现有条件,使触电者迅速脱离电源。抢救触电者的步骤如下:

（1）关闭电源。迅速拔去电源插座、关闭电源开关或拉开电源总闸,切断电流。

（2）斩断电路。在野外或施工时碰触被刮断在地的电线而触电时,可用干燥的木柄大刀、斧头、铁锹等斩断电线,中断电流。

（3）挑开电线。如果触电者因躯体触及下垂的电线而被击倒,电线与躯体连接得很紧密,附近又找不到电源开关,这时救助者可站在干燥的木板或塑料板等绝缘物上,用干燥的木棍、扁担、竹竿、手杖、塑料棒、扫帚把等绝缘物将接触触电者躯体的电线挑开。

（4）拉开触电者。如果触电者的手与电线连接紧密,无法挑开,可用干燥的大木棒将触电者剥离触电处。救助触电者时,援救人员要注意自己的安全,不要用自己的身体接触触电者,也不要用金属或潮湿的物体接触触电者,以免自己也触电。

（5）拉开触电者后,要移到通风良好的地面或床上,仰卧,头向后仰,松开其衣领和腰带,清除口腔中的异物、取下假牙,以保持呼吸道通畅。迅速检查触电者的呼吸、心跳情况,就地抢救,及时进行人工呼吸和胸外心脏按压;立即请医生抢救,或在不中断抢救的前提下,送往医院急救。

注意:一定不要因为救人心切直接去拉扯触电者,一定要先切断电源。

五、抢救煤气中毒

（一）常见的煤气中毒原因

（1）在密闭居室中使用煤炉取暖、做饭,由于通风不良,供氧不充分,可产生大量一氧化碳积蓄在室内。

（2）城市居民使用管道煤气,如果管道漏气,开关不紧,均可使煤气大量溢出,造成中毒。

（3）使用燃气热水器,通风不良,洗浴时间过长。

（4）冬季在门窗紧闭的车内发动汽车或开动车内空调后在车内睡眠,都可能引起煤气中毒。

（二）煤气中毒的现场急救原则

（1）应尽快让中毒者离开中毒环境,并立即打开门窗,流通空气。

（2）让患者安静休息,避免活动后加重心肺负担及增加氧的消耗量。

（3）给予中毒者充分的氧气。

（4）神志不清的中毒者必须尽快抬出中毒环境,在最短的时间内,检查其呼吸、脉搏、血压情况,根据这些情况进行紧急处理。

（5）如果中毒者呼吸心跳停止,应立即进行人工呼吸和胸外心脏按压。

（6）呼叫120急救服务,急救医生到现场救治病人。

（7）病情稳定后,将病人护送到医院进一步检查治疗。

（8）中毒者应尽早进行高压氧舱治疗,以减少后遗症。

六、人工呼吸和胸外心脏按压法

（一）适应证

各种原因所造成的循环骤停（包括心脏骤停、心室颤动及心搏极弱）或呼吸骤停（脑疝、脑干损伤引起）。

（二）禁忌证

（1）胸壁开放性损伤。

（2）肋骨骨折。

（3）胸廓畸形或心脏压塞。

（4）凡已明确心、肺、脑等重要器官功能衰竭无法逆转者，可不必进行复苏术。

（三）操作方法

心肺复苏（CPR）是一个连贯、系统的急救技术，各个环节应紧密结合不间断地进行。现场心肺复苏术的步骤如下：

1. 证实

迅速用各种方法检查病人，确定是否意识丧失，心跳、呼吸停止。主要采取下列三步："一看"，即看形态、面色、瞳孔；"二摸"，即摸颈动脉搏动或摸股动脉；"三听"，即听心音。证实病人心跳停止后应立即进行抢救。

2. 体位

置病人于平卧位，躺在硬板床或地上，去枕，解开衣扣，松解腰带。尽量减少搬动病人。

3. 畅通呼吸道

其操作方法是仰额举颏法。一手置于病人前额使其头部后仰，另一手的食指与中指置于下颌骨近下颏或下颌角处，抬起下颏（颌）。有假牙托者应取出。

4. 人工呼吸

一般可采用口对口呼吸、口对鼻呼吸、口对口鼻呼吸（婴幼儿）。

病人仰卧，术者位于病人一侧，松开患者领口和裤带并抽去枕头，清除病人口鼻分泌物及异物，保持呼吸道通畅。一手抬起患者颈部，使其头部后仰，另一手压迫病人前额保持其头部后仰位置，使病人下颌和耳垂连线与床面垂直；一手将病人的下颌向上提起，另一手以拇指和食指捏紧病人的鼻孔。术者深吸气后，将口唇紧贴病人口唇，把病人嘴完全包住，深而快地向病人口内吹气，时间应持续 1 秒以上，直至病人胸廓向上抬起。此时，立刻脱离接触，面向病人胸部再吸空气，以便再行下次人工呼吸。与此同时，使病人的口张开，并松开捏鼻的手,观察胸部恢复状况,并有气体从病人口中排出。然后再进行第二次人工呼吸。

5. 胸外心脏按压

在人工呼吸的同时进行人工心脏按压。

(1) 按压部位:胸骨中、下1/3交界处的正中线上或剑突上2.5～5cm处。

(2) 按压方法:术者两只手掌根重叠置于病人胸骨中下1/3交界处。肘关节伸直,借助身体之重力向病人脊柱方向按压。按压应使胸骨下陷4～5cm(婴幼儿下陷1～2cm)后,突然放松。按压频率为100次/分钟。单人抢救时,每按压30次,俯下做口对口人工呼吸2次(30∶2)。按压5个循环周期(约2分钟)对病人做一次判断,主要触摸颈动脉(不超过5秒)与观察自主呼吸的恢复(3～5秒)。双人抢救时,一人负责胸外心脏按压,另一人负责维持呼吸道通畅,并做人工呼吸,同时监测颈动脉的搏动。两者的操作频率比仍为30∶2。

(3) 按压有效的主要指标:① 按压时能扪及大动脉搏动,收缩压>8.0 kPa;② 患者面色、口唇、指甲及皮肤等色泽再度转红;③ 扩大的瞳孔再度缩小;④ 出现自主呼吸;⑤ 神志逐渐恢复,可有眼球活动,睫毛反射与对光反射出现,甚至手脚抽动,肌张力增加。

(4) 在胸外按压的同时要进行人工呼吸,更不要为了观察脉搏和心率而频频中断心肺复苏,按压停歇时间一般不要超过10秒,以免干扰复苏成功。

6. 胸外心脏按压的注意事项

(1) 按压必须与人工呼吸同步进行。

(2) 按压不宜过重、过猛,以免造成肋骨骨折,也不宜过轻,否则效果不好。

(3) 按压放松时,手掌不要离开原部位。

(4) 因抢救需要(如心内注射、做心电图),停止按压不要超过15秒。

(5) 婴幼儿心脏位置较高,应按压胸骨中部,频率为100次/分钟。

七、正确拨打医疗救助电话

在家、单位、公共场所发生急重病人和意外受伤等情况下,请立即拨打120急救电话,向急救中心发出呼救。

拨打120电话时,切勿惊慌,保持镇静,讲话清晰、简练易懂。要在对方挂断电话以后才能放下话筒,以确保急救人员已获得了急救所需的全部信息。

打"120"急救(报警)电话要点如下:

① 病人的姓名、性别、年龄、确切地址、联系电话;

② 病人患病或受伤的时间,目前的主要症状和现场采取的初步急救

措施；

③ 报告病人最突出、最典型的发病表现；

④ 过去得过什么疾病，服药情况；

⑤ 约定具体的候车地点，地点要具有标志性，容易找到。

如果多人发生伤病，要尽可能详细地报告发病情况、人数以及伤(病)情的主要表现(如抽搐、昏迷、胸痛、呼吸困难、出血等)。与伤病人员无关的事情尽量不要说，以免耽误时间。

第三章

社区健康教育服务的形式及要求

第一节　制作和使用健康教育材料

公共卫生工作者利用健康教育传播材料传播卫生科普知识是常用的传播手段和策略。由于传播材料针对性强,语言精练,通俗易懂,又可以长久保存,互相传阅,在社会各领域被广泛使用。

健康教育传播材料一般可分为视听材料、印刷材料和其他宣传品三大类。基层公共卫生机构获取健康教育传播材料有以下几种方式:一是自主设计和制作;二是从健康教育专业机构或其他公共卫生机构获得模板,进行印刷制作;三是委托健康教育专业机构设计制作;四是直接从健康教育专业机构或其他公共卫生机构获得成品。

一、自主设计和制作健康教育资料

（一）需求评估和确定信息

在开始设计制作传播材料前,应首先对信息的需求情况、传播材料的拥有情况和需求情况、传播媒介的拥有情况、获取信息的渠道、对传播材料表现形式的喜好情况等进行需求评估。确定信息时先根据传播目标确定信息范围,再根据目标人群的信息需求情况、文化水平、接受能力、所处的行为改变阶段确定具体信息内容、信息的复杂程度及信息量的多少。信息要科学、准确、通俗、简洁。

（二）制定计划

计划内容包括材料的种类、数量、使用范围、发放渠道、使用方法、经费预算、时间安排、评价等方面。

（三）设计初稿

由专业人员和设计人员根据信息内容、表现形式和计划设计出初稿。初稿在科学性、表现性和传播效果三个方面具有较高质量。

（四）预试验

预试验是指传播材料初稿设计完成后、最终定稿前，就材料中信息和画面的可理解性、可接受性、可说服性等向目标人群进行评议和修改材料的过程。

（五）修改与定稿

预试验后，工作小组员要一起研究预试验对象的意见，讨论如何修改，取得共识后进行修改。如果需要且条件允许，再进行二次预试验，甚至三次预实验。

（六）制作与生产

数量较少、形式简单的健康教育传播材料可自行印刷完成。其他数量巨大、形式复杂的需要交付印刷单位进行批量生产。

二、使用模板印制

（一）直接使用模板

从中国健康教育中心、中国疾病预防控制中心、各省市健康教育专业机构、各省市疾病预防控制中心、妇幼保健机构、精神卫生机构及其他相关公共卫生专业机构的健康教育资料库，根据当地目标人群的需求，选取合适的健康教育传播资料模板，直接印刷使用。

（二）改编模板

可以根据当地目标人群的性别、年龄、婚姻、家庭、民族（信仰）、语言、文化程度、健康信念、价值观、社会地位、经济状况、风俗习惯、生活社区等背景情况对获得的模板进行适当的改编，使之更适合辖区居民。

三、委托设计制作

在现有模板不符合要求，而本单位人力、技术资源又不足的情况下，可以委托上级健康教育专业机构或专业设计单位制作需要的健康教育传播材料。

委托其他单位制作健康教育传播材料时，也要自行或合作做好受众需求评估、确定核心信息、制定计划、预实验等工作。

第二节 健康教育宣传栏

宣传栏是设立在街头、文化广场、小区、单位等地方的宣传阵地,是向社区居民宣传党的路线、方针、政策,宣传科技、文化、卫生等知识的窗口,可为居民提供最新的资讯信息。健康教育宣传栏是相对固定的健康教育阵地,以传播健康科普知识和卫生政策内容为主,具有优化环境、营造氛围、经济实用和更换方便的特点。健康教育宣传栏内张贴内容的设计、制作程序与前述制作健康教育材料的程序相同。

一、制作宣传栏硬件设施

(一)宣传栏种类

根据目标人群的需求,结合经济条件和周围环境,因地制宜选择宣传栏的种类,如黑板报、墙报、宣传橱窗、宣传展板、LED 显示屏等。

(二)宣传栏的数量和规格

(1)社区卫生服务机构应根据当地的实际情况规划宣传栏的设置地址及数量。社区卫生服务中心和乡镇卫生院宣传栏数量不少于 2 个,社区卫生服务站和村卫生室宣传栏数量不少于 1 个。每个街道、社区、行政村、自然村、广场、公园、机关、工厂和学校等机构和单位都可按照要求设置宣传栏。

(2)宣传栏规格。每个宣传栏的面积不少于 2 平方米。

(3)宣传栏高度。为方便人群阅读,一般宣传栏的中心距地面高度为 1.5～1.6 米,设置在中小学的宣传栏的中心距地面高度可适当降低。

(三)宣传栏的选材和设置

(1)宣传栏一般由政府、疾控中心、健康教育机构、社区卫生服务机构、乡镇卫生院、村卫生室统一设计制作。

(2)宣传栏的设计和选材。宣传栏的材质一般为钢板、不锈钢板、木材或铝型材。钢板和不锈钢板的宣传栏要采用钢板烤漆的工艺,表面要进行防腐处理。为遮挡阳光和雨水,宣传栏一般要有顶棚,要有玻璃窗。宣传栏有前开门和后开门两种,前开门一般用玻璃锁,后开门用普通锁具就可以。

(3)宣传栏布置的位置。宣传栏应设在居民经常走动或聚集的地方,如小区出入口、村(居委会)所在地、道路两侧、健康教育室、基层医疗卫生机构候诊室、输液室或收费大厅的明显位置等。

二、宣传栏的管理

（一）专人负责

宣传栏应有专人管理，负责日常维护、更换内容、资料留档等工作。

（二）定期更换内容

每个机构每 2 个月最少更换 1 次健康教育宣传栏内容。

（三）资料留档

每期宣传内容都应照相存档，并及时上传到江苏省健康教育信息化平台，以便于总结考核。替换的墙报、橱窗、展板可与相邻的基层医疗卫生机构交换使用，提高健康教育资料的使用效率和传播效果。

第三节　健康咨询活动

健康教育咨询是指卫生专业人员或健康教育工作者为老百姓解答生活中的各种健康问题，帮助人们避免或消除健康危害因素，做出健康行为决策，以促进身心健康的过程。健康咨询是以面对面的谈话为基本形式，以来访者为主体，并围绕来访者的个人需求而展开的健康传播活动。

一、健康咨询的基本形式

（一）门诊健康咨询

门诊健康咨询是较常见、直接、方便、有效的健康咨询方式之一。

（二）个别健康咨询

个别健康咨询是咨询者深入家庭、医院病室或其他自然场合下开展的咨询工作。这种方式针对性强、信息反馈直接，很受群众欢迎。但要注意保密，否则会影响效果。

（三）电话健康咨询

通过固定电话或手机向专业设置的健康热线咨询健康问题，是一种方便、迅速、及时的咨询方式。各地可以通过拨打 12320 卫生热线咨询健康问题。

（四）信函健康咨询

通过书信的方式进行信函健康咨询多用于一些因空间距离、条件所限或其他原因而使咨询双方无法进行面谈的情况。由于现代信息技术的发展，此方法越来越少见。

（五）专栏健康咨询

对于公众关心的具有代表性的问题，可利用电台、电视、报刊、网络、黑板报等形式进行专题讨论和答疑。

（六）网上咨询

通过计算机网络开展的咨询活动近年来应用广泛，受到网民的欢迎。

（七）现场咨询活动

现场咨询活动是指咨询人员亲临某些具有特定健康需要的场所，进行个别或团体健康咨询指导，或者配合一些宣传日活动，走上街头，深入集市，结合展览、广播、发放传单、义诊、体检等，开展咨询活动。此方法是目前开展较为广泛的一种咨询活动。

二、健康咨询的基本原则

（一）建立关系原则

建立良好的关系，提高咨询对象对专业人员的信赖。

（二）理解性原则

对咨询对象要充分理解，帮助他们分析原因，引导其认识改变不利于健康行为的必要性。

（三）中立性原则

不得批判咨询对象的对和错，甚至进行嘲笑。

（四）提供信息原则

要向咨询者提供足够的健康信息，帮助他们寻找解决问题的办法。

（五）保密性原则

专业人员要保存好咨询者的各类信息资料，不得外泄。如因工作需要不得不引用咨询事例时，应对材料进行适当处理，不得公开咨询者的真实姓名、单位或住址。

三、健康咨询的技巧

在健康咨询过程中，要综合运用倾听技巧、反馈技巧、自我开放技巧、强化技巧和处理咨询障碍技巧。

四、现场咨询活动的组织开展

（一）确定活动主题及活动内容

1. 确定活动主题

根据健康宣传日的主题、辖区主要健康问题、居民需求确定活动主题和主要内容。

2. 确定活动内容

（1）确定活动口号,选择响亮的、容易记住、朗朗上口的活动口号；

（2）确定活动形式,如义诊、咨询等；

（3）确定活动的时间、地点；

（4）确定目标人群的种类和数量；

（5）确定咨询专家的领域及人数；

（6）确定发放健康教育传播材料的种类与数量；

（7）做好活动的经费预算；

（8）做好活动的评价方法。

（二）准备活动资料

（1）活动的宣传横幅、氢气球等用于营造氛围的物品。

（2）展板、海报、折页、单页、小册子等健康教育资料。

（3）签到表(如大型活动、可按照团体签到)、效果评估调查问卷(选做,鼓励有能力的单位开展)、资料发放登记表等文档资料。

（4）健康教育传播实物(如限盐勺、油壶)、小礼品等物品。

（5）如果有义诊和体检,需要准备相关的体检设备、仪器、试剂等。

（6）如果现场播放音像资料,需要准备显示器、投影仪、DVD/VCD 播放机、音响、电源、电脑等设备。

（7）其他设备、器材,如照相机、演示器材和模型。

（三）协调活动场地

与管理活动场地所属的单位联系,免费借用或租用场地；或通过街道办事处、政府、居委会、村委会协调使用活动场地。

（四）发布活动通知

1. 及时发布通知

确定活动的时间、地点、主题、主要内容后,及时将活动信息发布给特定的目标人群。至少在活动前 1 周将通知发布出去,使目标人群有充足时间调整工作和做好生活安排,最好在活动前 1~3 天再次进行提示。

2. 多种途径发布通知

（1）可通过健康教育工作网络下发活动通知,如下发到居委会、村委会、辖区内的学校、企事业单位等；

（2）在人群集中的场所张贴活动通知,如基层医疗卫生机构宣传栏、社区宣传栏、活动中心、集贸市场等；

（3）打电话通知目标人群；

（4）向目标人群群发短信；

（5）利用电视或广播播报活动通知；

（6）在门诊就诊者或咨询者中提前预约符合条件的人员，发布活动通知。

3．通知内容

包括活动的时间、地点、主题、主要内容、参加活动的专家、针对的目标人群。如果准备了健康教育资料（如健康手册）、实物（如限盐勺）、礼品，也应在通知中写明。

（五）组织目标人群

根据目标人群的分布情况通过相应的渠道组织和召集目标人群。例如，通过村（居委会）的计生专干或妇联干部召集孕产妇，0～6岁儿童家长、妇女，通过村医或社区医生召集糖尿病、高血压等慢性病患者，通过建筑工地、集贸市场管理人员、娱乐场所老板召集流动人口，通过学校管理人员召集学生，通过工厂管理人员召集务工人员等。

（六）组织实施咨询活动

1．准备工作

（1）提前布置活动场地，如悬挂横幅、摆放桌椅和咨询台、摆放展板、放置和调试音像播放设备等；

（2）联系义诊和咨询的专家，组织目标人群签到。

2．活动现场

（1）按照计划开展咨询、义诊活动，并对咨询对象人数及主要内容进行简要记录；

（2）发放健康教育资料，对发放种类和数量进行登记；

（3）讲解与展示健康教育资料和实物；

（4）对活动现场进行照相和摄像；

（5）注意控制活动现场，及时处理出现的突发事件。

3．效果评价

通过问卷、访谈或小组讨论了解目标人群对活动的满意度、对健康教育资料的理解和接受程度、对活动的意见和建议等。

（七）填写活动记录

（1）根据活动开展的实际情况，逐项填写《健康教育活动记录表》。

（2）活动资料收集、整理与归档。收集整理《健康教育活动记录表》、签到表、发放健康教育资料登记表、活动照片和影像资料等；将资料归档，并及时上传到江苏省健康教育信息化平台。

五、在健康咨询中应注意的几个问题

（1）避免急于求成；

（2）避免教导过多而造成咨询不够；

（3）避免过于被动，宾主倒置；

（4）避免形成"咨询个性"，即带着沉重、入神的咨询表情；

（5）避免把咨询花在出现错误后的反思。

第四节　健康教育讲座

健康教育讲座是指授课老师就某个主题，在特定的时间和环境中，运用语言和辅助教学用具，系统、连贯地向社区居民传授健康知识和技能的过程。

一、健康教育讲座的形式

（一）专家讲座

专家讲座是指健康教育专家根据某一主题传播健康知识和技能的过程。它具有目的明确、针对性强的特点。但由于听众较多，与学员的交流和接受反馈的机会相对较少。

（二）健康教育培训

培训目的、培训内容和培训对象明确，针对性强，针对专业人员和志愿者可以采用这种形式。

（三）健康教育座谈会

健康教育座谈会是一种具有会议性质的健康教育讲座，专家和学员可以畅所欲言，各抒己见，学员的反馈较及时。

二、健康教育讲座的特点

（1）互动性好；

（2）具有一定的针对性；

（3）范围可大可小，形式比较灵活；

（4）容易组织开展；

（5）对宣传设备和器材要求较低；

（6）可根据需求设计讲座内容，保证效果；

（7）讲座内容可转换成视频、文字等形式，通过其他媒介进行二次传播。

三、健康教育讲座的组织实施

（一）确定讲座主题

1. 确定讲座主题的依据。根据健康教育需求评估了解到的辖区内居民的主要健康问题、健康教育需求，确定讲座的主题。讲座主题要与目标人群的健康问题和健康需求一致。

2. 主题应具有针对性。针对所有居民，可以宣传普及《中国公民健康素养——基本知识与技能（试行）》，倡导健康生活方式与行为；针对青少年和学生人群可开展合理膳食、个人卫生、口腔卫生、近视防治、拒绝成瘾性行为等主题的讲座；针对老年人可开展高血压、糖尿病等慢性病防治主题的讲座；针对农民工可开展艾滋病防治、职业卫生等主题的讲座；针对0~6岁儿童家长可开展儿童保健、预防接种等主题的讲座。

3. 做好讲座的经费预算。

（二）编写教案

1. 查阅、收集资料

查阅文献资料，阅读相关专业书籍，到各级医疗卫生权威网站收集、整理健康相关知识，学习、借鉴健康传播技能和经验，做好技术储备。

2. 编写教案

根据讲座主题，结合目标人群的主要健康问题和健康教育需求，对收集的资料进行筛选、组织和加工，编写教案。教案可用文字稿、PPT等。

3. 对教案的要求

（1）传播的内容应科学、准确、实用；

（2）科普化、通俗化、易于目标人群理解和接受；

（3）内容新颖或有新意，有一定的吸引力；

（4）教案的开头和结尾很重要。

（三）确定授课教师

1. 组建授课教师队伍

组建一支由各级健康教育、疾病预防控制、医务人员等组成的专家队伍，也可邀请高校教师和省市级专家加入专家队伍，形成健康教育专家库。

2. 调动社区资源

积极发掘、调动辖区资源，发现可以承担健康教育讲座任务的其他专业人员（如退休教师、社区干部、村医），经过指导、培训后承担授课工作。

3. 确定授课老师

根据不同的讲座主题，选择合适的授课老师。

4. 建立良好的沟通机制

讲座前,与授课老师沟通,确定讲座主题、目标人群、内容、时间、地点等内容;讲座后,与授课老师沟通,了解目标人群接受情况、讲座效果、优点和不足等,不断改进讲座的质量和效果。

(四)落实场地、设备

1. 选择场地时要考虑的因素

(1)容纳人数。一般规模的健康知识讲座人数为 30～100 人,大型讲座可达 300 人以上。根据参加讲座的人数选择合适的场地,既不能过于拥挤,也不宜过于空旷。人数多时,要考虑发生应急事件的疏散措施。

(2)交通便利。选择交通便利、为大家熟知的场地会提高目标人群的参与积极性,镇、街道、村、居委会、小区的活动礼堂以及各级社区卫生服务机构的健康教育室都是很好的选择。

(3)设备条件。如讲座中需播放音像资料,则要考虑所选场地是否有播放设备及相应设施。

2. 健康教育资料和实物

根据实际需要,准备讲座效果评价问卷、背景板、海报、宣传单张、展板、宣传册等健康教育资料,用于现场的布置和向目标人群发放。有条件的情况下,可准备一些健康教育传播实物,如限盐勺、控油壶等,也可准备一些小礼品。

3. 其他设备

根据实际需要,准备麦克风、黑板、音响、电脑、激光笔、投影仪、幕布、音像播放设备、电源等。

(五)发放通知

1. 及时发布通知

确定讲座的时间、地点、内容、授课老师后,应及时将讲座信息发布给目标人群。至少在讲座前 1 周将通知发布出去,使目标人群有充足的时间调整工作和生活安排;最好在讲课前 1～3 天再次进行提示。

2. 采取多种途径发布

取得乡镇政府、街道办事处、居委会、村委会、业主委员会、物业公司等多方力量的支持,采取多种途径发布通知。例如,利用社区内的公告栏张贴活动海报,通过电话、广播、短信等形式发布讲座信息,利用业主论坛和 QQ 群在网络发布讲座信息等。

3. 通知内容

通知内容包括讲座的时间、地点、主题、主要内容、授课老师、主要目标人群。如果准备了健康教育资料(如健康手册)、实物(如限盐勺)或小礼品,也应在通知中写明。

（六）活动实施

1. 准备工作

（1）提前做好场地布置,制作背景,准备桌椅、健康教育资料等物品和黑板、投影仪、电脑、幕布、音响、照相机等设备。

（2）与授课老师沟通讲座现场安排。安排听课者签到、领取资料、入座等。

2. 讲座现场

为了使讲座具有吸引力,易被目标人群接受,应注意以下几点:

（1）授课老师应掌握一定的演讲技巧,语言生动形象,能通过比喻、举例、图片展示等多种方式传播健康知识。

（2）建议有条件的老师采用多媒体教学,在讲座中运用图片、漫画、视频、动画等多种元素。

（3）尽可能采用参与式教学方式,安排提问、互动环节,充分调动听课者的积极性。

（4）结合主题,发放健康教育资料(如健康手册)或实物(如限盐勺)。

（5）注意控制讲座时间和节奏。一般而言,时间控制在 1～2 个小时为宜,时间较长的讲座中间应安排休息时间。

3. 效果评价

（1）问卷调查。讲座结束前发放问卷,了解听课者健康知识掌握情况,对讲座的满意度、意见和建议等。效果评估问卷题目数量控制在 5～8 题,可以包括 1 个主观题。

（2）个人访谈和小组讨论。随机选择 6～8 名听课者,以个人访谈或小组讨论的形式,了解听课者对讲座的满意度、意见和建议等,内容以开放性问题为主。

（七）填写活动记录

（1）根据活动开展的实际情况,逐项填写《健康教育活动记录表》。

（2）活动资料收集、整理与归档。收集、整理《健康教育活动记录表》、签到表、发放健康教育资料登记表、活动照片和影像资料等。将资料归档,并及时上传到江苏省健康教育信息化平台。

四、健康教育讲座应注意的几个问题

（1）要准备好配合演讲所需要的一些形象化材料,如 PPT、统计表、照片、标本、实物模型、录像、录音、幻灯等。

（2）授课专家在讲座中神情自然，举止大方得体，衣冠整洁干净，须发整齐。切忌矫揉造作、装腔作势、油腔滑调、哗众取宠的表情、动作、语言。

（3）演讲语调要清晰明快，富有感情，掌握好抑扬顿挫，切忌背诵或朗读稿件，语气平淡。

（4）密切观察学员的表情和反应，根据反馈的信息及时进行调整。

（5）使用手势、动作和眼神等和学员进行情感交流，以产生情感共鸣。

（6）留出一定的时间，鼓励学员提问，进行互动。

第五节　个体化健康教育活动

个体化健康教育是指以门诊患者或者不便于主动就诊的人群为重点服务对象进行系统化和规范化的健康教育过程。不便于主动就诊的人群包括老年人、重症护理病人、高危孕产妇、成瘾性患者等。与一般健康教育相比，个体化健康教育是针对每一位个体量身定做的，改进了常规健康教育对象盲目、遵从、被动参与、目标性差等弊端，凸显其积极配合、主动参与、目标清晰的特点，从而充分显现健康教育效果。个体化健康教育包括门诊健康教育、住院健康教育和上门访视健康教育等形式。

开展个体化健康教育的步骤包括以下三步：

一、个体化健康教育需求评估

（一）患者的个体化评估

（1）疾病严重程度评估，包括患病的种类、病情的轻重、有无并发症、心理状况等；

（2）患者的就诊及服药依从性等情况；

（3）与所患疾病相关的危险行为和生活方式，如饮食、运动、睡眠、心理、个人卫生等；

（4）与所患疾病有关的其他危险因素，如自然环境、社会环境等；

（5）患者的经济状况及家庭支持情况等。

（二）重点人群的个体化评估

对于老年人、重症护理病人、高危孕产妇、成瘾性患者等重点人群，需要结合高危人群的相应特征进行综合评估。例如，对于高危孕妇，要了解孕妇的妊娠期关键指标以及高危妊娠的影响因素；对成瘾性患者，要了解成瘾的原因、社会环境因素和人格心理特点。

二、确定健康教育内容

（一）确定健康教育内容的依据

根据服务对象健康状况及对其危险因素的综合评估,结合服务对象的年龄、性别、职业、文化程度、性格等生理、心理和社会特征,确定适宜的健康教育内容和方法。

（二）个体化健康教育内容

（1）针对危险行为和不良生活方式,进行膳食指导、运动指导、个人卫生等行为干预。

（2）疾病或健康问题相关的预防、治疗或康复方面的知识和技能。

（3）强化依从性行为,如遵医嘱、规范用药等。

（4）心理健康教育。

三、选择适宜的个体化健康教育形式

（一）门诊健康教育

1. 解释

解释是指从医学和心理学角度对患者及咨询者提供疾病防治相关知识和技能的过程。通过解释,可以让患者或咨询者对所患疾病或所关心的健康问题有比较清楚和详细的了解,增强患者或咨询者战胜疾病的信心、知识和能力。解释首先要以病人能够听懂和接受的方式解释问题,其次要考虑病人的知识和教育程度、医疗经验、家族背景、社会阶层和人格特点。

2. 指导与建议

指导与建议是指为了使患者尽快康复,医务人员根据患者的个体情况,提出的合理用药、自我保健、改善不健康行为和生活方式等方面的忠告。医务人员通常在提出建议的同时,也要向患者传授健康知识和技能,这样更有利于患者接受并且执行医务人员的建议。

3. 健康教育处方

健康教育处方是医务人员向患者提供的、医嘱形式的健康教育简易传播材料。健康教育处方既包含了与患者所患疾病有关的主要防治知识和技能,也包含了医务人员提出的具体建议。

在社区门诊使用的健康教育处方要便于病人保存阅读,是指导病人进行自我保健和家庭护理的一种有效、方便的非药物治疗手段。

健康教育处方常常涉及的内容有合理用药、饮食及运动等常见的健康知识,内容要详细,具有指导性。例如,合理用药内容主要针对用药注意事项,如药物的服用方法、不良反应处理等;饮食内容包括每日应摄入的食物数量、种类、餐次、搭配提示等;运动内容包括运动量、运动频次、运动强度、运动时间、运动注意事项等。

（二）住院健康教育

1. 入院健康教育

病人入院时对病人或家属进行防病健康教育。

2. 病人住院期间进行的健康教育

在给病人做治疗、护理、查房时进行,并可结合病人的病情、家属情况、生活习惯进行咨询与指导。

3. 出院健康教育

病人病情稳定,康复出院前几天或出院时进行健康教育。针对病人的恢复情况重点介绍医治效果、病情现状,如何巩固疗效、防止复发等相关措施和注意事项。帮助病人规划饮食、起居、活动方式、功能锻炼、用药方法等,增强病人或家属自我保健、自我照顾的能力,养成良好的健康行为和习惯,以减少病人的后顾之忧及慢性病人的再住院率。

4. 健康教育人员组成

一切有机会与病人及其家属接触的人员都可以成为健康教育人员,如医生、护士、检验人员、药剂人员和行政后勤人员。

5. 健康教育方法和手段

针对病人需要和病人病情,采取恰当的健康教育和指导方式:如示范、讲解、演示、病人自己阅读等。

（三）上门访视健康教育

1. 方式

上门访视的健康教育针对老年人、重症护理病人、残疾人和成瘾性患者等重点人群,在为其提供医疗卫生服务的同时,对患者及其家属进行健康知识传播和健康指导。工作方式包括讲解、解释、建议、示范、发放健康教育处方和康复技能指导等。

2. 注意事项

（1）综合分析访视对象的健康问题、健康需求和依从性,确定开展上门访视的时间和频次。

（2）注意建立良好的医患关系。

（3）要有耐心、细致的工作作风。

（4）分步骤开展服务,尽量做到细化、量化。

（5）重视对服务对象的激励、反馈。

第六节　问卷调查

一、简介

问卷调查是健康需求评估与健康教育效果评价中常用的技术，是一种运用调查问卷收集社区人群相关资料的方法。通常来讲，问卷调查的组织者首先要明确调查目的，即通过调查要了解的主要问题和主题，根据调查目的和目标人群的特征设计并选择适宜的调查问卷，然后选择采用抽样或者普查的方式确定调查对象，并通过询问或自填等方式完成调查，最后收集整理问卷，并对调查结果进行分析和总结。

问卷调查中的调查方案制定、问卷设计、样本量计算、抽样方法等内容具有较强的专业性，基层医疗卫生机构技术人员可寻求健康教育或疾病预防控制等专业机构的帮助和指导。实际工作中，基层医疗卫生机构技术人员通常是以调查员、数据录入人员等身份参与到问卷调查的现场工作中的。

二、工作原则

（1）保护调查对象的隐私。

（2）目标人群要明确。

（3）应严格按照调查方案的设计与规范开展调查工作。

（4）保证调查数据真实、可靠。

（5）尽量减少对调查对象造成的负担和麻烦。

三、工作流程和注意事项

（一）调查前协调工作

调查前应首先根据调查方案，做好调查前的协调准备工作。与调查点的街道办事处、乡镇政府、居委会、村委会、社区卫生服务机构联系沟通，请他们协助安排调查地点、组织联络调查对象，做好现场调查的准备。

（二）现场人员分工

根据现场实际情况对现场人员进行分工，如现场调查组、问卷审核组、现场协调组、后勤保障组等，并明确各组的任务分工。

（三）调查资料准备工作

核对方案中涉及调查资料（如调查问卷、笔、小礼品、鞋套、工作证等）的种类和数量,并确认各项资料是否准备齐全。

（四）实施现场调查

调查员在实施现场调查时应首先进行自我介绍,简单介绍调查的目的、意义,并说明问卷的填写方式。调查时应尽可能让调查对象本人填写,本人不能填写的由调查员询问并根据其答案填写。避免调查对象互相交流、互相商量。采取询问调查时应注意提问不能够带有误导性和诱导性。回收问卷时,调查员要认真检查问卷是否有错项、漏项、逻辑错误,一旦发现要及时补充和订正。

（五）调查资料的整理

现场调查结束后,及时核查调查表的数量和质量,最终的调查问卷数量和质量不能达到方案设计的要求时,要及时补充调查。

第七节 小组讨论

一、简介

小组讨论是一种常见的健康教育实用技术,可以用在健康教育需求评估和效果评价中。小组讨论通常是针对需要解决的问题,召集目标人群 6~8 人为一组,就某一专题展开讨论,在讨论过程中,参与人员充分交流,表达自己的想法和建议。

针对健康教育需求评估,小组讨论往往围绕某个健康主题,通过与社区居民深入探讨,进一步发现和明确社区居民的健康需求。针对健康教育活动效果评价,小组讨论往往围绕社区居民对某种健康问题的认知和理解情况,以及相关健康生活方式和行为的持有情况等,评估健康教育干预措施的效果。

二、工作流程和注意事项

（一）确定讨论主题

根据目标人群的特点和需求选择讨论题目。例如,组织孕妇小组讨论时,可以在他们怀孕的不同月份,组织不同内容的讨论学习。在孕早期可以讨论孕期营养,在孕晚期可以讨论母乳喂养等。

（二）确定讨论时间、地点

选择适当的时间和地点可以提高目标人群的参与积极性。确定时间时应充分考虑目标人群的作息特点，尽量不影响目标人群的日常安排。地点应方便目标人群参加，同时谈话时选择不容易受到影响的地点，如可以在社区卫生服务机构的会议室、健康教育室等。

（三）准备讨论提纲

讨论提纲通常由一组开放式问题组成，问题的设计要紧密围绕主题。在问题编排方面，要按照由浅入深的逻辑顺序排列，由容易的话题开始，引发人们思考和讨论，再讨论有一定深度的问题。主持人要注意引导参与人员的讨论方向，不能偏题，这是小组讨论中对于主持人的核心要求。

（四）安排场地和座位

小组讨论的座位要排放成"U"型或"O"型，使参加者都能看到彼此，便于形成讨论的氛围，方便讨论进行。

（五）小组讨论的组织实施

组织者首先介绍讨论题目，并且说明讨论的目的、意义和具体要求。组织者负责引导大家进行讨论，注意调动每个参与者的积极性，还要及时解答参与者提问；记录者负责做讨论记录，包括讨论时间、地点、参加人员、发言提纲和内容、现场环境、讨论气氛等；讨论时间可以根据讨论主题范围、内容的多少确定，一般在30分钟左右为好。

（六）小结

小组讨论结束后，访谈组织者对讨论主要结果进行归纳、总结、反馈，要当场感谢参与者的配合，对参与者错误的知识、观点和模糊的认识进行更正和澄清。

第八节 总结报告的撰写

一、简介

总结报告是对一定时期内的工作加以总结、分析和研究，罗列成绩，找出问题，得出经验教训，摸索事物的发展规律，用于指导下一阶段工作的一种书面文体。它所要解决和回答的中心问题，不是某一时期要做什么，如何去做，做到什么程度的问题，而是对某种工作实施结果的总鉴定和总结论，要将以往的工作实践和过程上升到理性认识。

二、特点

(一) 客观性

总结是对过去工作的回顾和评价,因而要尊重事实,以事实为依据进行总结。

(二) 典型性

总结出的经验教训是基本的、突出的、本质的、有规律性的东西。

(三) 指导性

通过总结报告,明确过去工作的成绩、不足、失误及原因,吸取经验教训,指导将来的工作,使今后少犯错误,取得更大的成绩。这是总结报告的价值所在。

(四) 逻辑性

要在计划的基础上总结,通过总结可以看出计划的完成情况,也是对规划的修正依据。

三、构成

总结报告一般是由标题、概要、正文、结尾、附件等几个部分组成的。

(一) 标题

标题要具有高度概括性,语言要精练简洁。要根据报告的内容确定标题。标题必须准确揭示报告的主题和主要内容,做到题文相符。

标题的写法灵活多样,一般有两种:单标题与双标题。单标题一般是通过标题把总结报告主要内容明确而具体地表现出来。双标题采用正、副标题形式,一般正标题表达主题,副标题用于补充说明。

(二) 概要

概要即报告的内容摘要,主要包括以下四方面内容:第一,简要说明调查目的、原因和意义。第二,简要介绍调查的对象和调查内容,具体包括调查时间、地点、机构、对象、范围、调查要点及所要解答的问题。第三,简要介绍调查研究的方法。介绍调查研究方法(如抽样方法、样本计算方法等)有助于确信调查结果的可靠性,并说明选用该方法的原因。第四,简要介绍调查的主要结果以及得出的结论。

(三) 正文

正文是总结报告的主要部分。正文部分必须客观分析各种数据资料,准确阐明全部有关论据,包括问题的提出、经验做法、分析研究问题的方法、得出的结果、论证的过程、引出的结论等,要注意逻辑性。

（四）结尾

结尾部分是总结报告的结束语。结束语一般有三种形式：① 概括全文：综合说明报告的主要观点和主题，深化文章主题；② 形成结论：在对真实资料进行深入细致的科学分析的基础上，得出综合性结论；③ 提出看法和建议：通过分析，形成对事物的看法，并在此基础上提出建议或可行性方案。也可综合运用以上几种方法撰写结束语。

（五）附件

附件是对正文报告的补充或更详尽的说明，包括数据汇总表及原始资料、背景材料、参考文献和必要的工作技术报告等。例如，可以把相应的问卷、技术标准、文件等作为报告的附件。

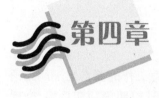

第四章

社区健康教育计划、实施与评价

第一节 引 言

　　社区作为健康教育实施的主要场所，越来越被各级卫生计生工作者所重视。开展社区健康教育，为社区健康目标服务，是我国卫生保健事业的重要组成部分。有效的社区健康教育既可以取得良好的社会效益，也可以通过引导社区居民采取正确的健康消费观念来取得良好的经济效益，是一个投入小而收益大的卫生服务项目。随着对人类健康与社会发展的双向作用的认识不断深化，探寻一条适合城乡社区健康教育之路，已是当务之急。

　　随着国家基本公共卫生服务逐步均等化，各类民生政策的陆续推出，各级各类以健康教育为名义的社会公益项目，如未成年人心理健康教育进社区、口腔健康教育进社区等活动的开展，对提升社区居民卫生知识，养成健康生活方式，掌握自我保健技能，有着很大的促进作用。而且从制定国家卫生政策角度来看，任何的健康教育活动都是准公益产品，是实现人人享有卫生保健的最大践行工作。但是从健康教育工作者的角度，追求社会效益最大化，是我们的职责，也是我们的"必修课"。因此，社区健康教育者应根据每次健康教育活动的性质，做好需求评估，分析人群特征，包括职业、文化程度等特征，从而了解群体的健康需求。只有掌握了人群的需求，采取合适的方法，才能产生最大化的健康教育效果。

第二节　社区健康教育计划的制订

一、什么是社区健康教育计划

社区健康教育工作规划(计划)是社区健康教育工作的要素之一。无论周期长短的社区健康教育工作,必须进行科学的设计以明确预期目标,合理科学地安排工作程序,做到有的放矢,有计划、有步骤、有效地进行健康教育。这是达到健康教育目的的关键环节。

健康教育不同于过去的卫生宣教,是有明确目标、有组织、有计划、有系统和有评价的健康教育活动,而不是盲目地、不根据市场需求、不讲求效果、凭主观意愿开展活动。深化社区健康教育,做好社区健康教育项目计划、执行与评价,是每一个社区健康教育工作者应掌握的一项基本技能。

进行社区健康教育的计划设计,应根据社区的健康影响因素、需求、资源、卫生服务的利用、社区力量、群众参与的可能性等来分析考虑。既要注意防止脱离社区实际情况照搬照套,把计划设计得过于"洋化",也不能凭经验行事,不讲求科学性。

计划设计是一个组织机构根据实际情况,通过科学的预测和决策,提出在未来一定时期内所要达到的目标及实现这一目标的方法、途径等所有活动的过程。社区健康教育的计划设计是对社区健康教育整体规划或某个具体项目的设计。它包括三个不可缺少的重要组成部分——计划、实施和评价的全过程,三者相互制约、相互联系、密切结合。

根据《国家基本公共卫生服务规范》(2011版)中《健康教育服务规范》规定的服务内容和要求,在健康教育需求评估的基础上,制定出本辖区健康教育年度计划,并撰写出年度计划书。年度计划应具有可操作性和实用性,明确年度工作目标、工作任务、时间安排等。计划书的内容包括以下四个部分:

(一) 背景

简要描述社区的基本情况,如人口数、辖区居民患病情况、年龄构成、职业、文化程度、医疗保健需求等,政府和卫生行政部门对健康教育工作的要求,本辖区重点传染病和重大慢性非传染性疾病防控情况。

(二) 目标(包括工作目标和效果目标)

工作目标是指本年度内完成的工作量,如举办讲座的次数、发放资料的数量和种类、为患者提供个性化健康教育的次数等。效果目标是指目标人群的健康素养、健康状况发生改变的预期目标,如居民健康素养水平提高比例、孕产妇吸二手烟的比例降低幅度等。效果目标需要通过专项调查来评估,而且由于行为生活方式和健康状况的改变需要较长时间,效果目标可以按 3 ~ 5 年能达到的水平来设定。

（三）健康教育服务的内容、形式、次数和时间

分别列出提供健康教育资料、设置健康教育宣传栏、开展公众健康咨询活动、举办健康知识讲座和开展个体化健康教育这五项服务的年度计划。具体包括本年度内开展此项健康教育服务的总次数、每次服务的主题、主要内容、目标人群、预计开展的时间、负责人等内容。再将各项健康教育服务的年度计划进行汇总,以时间进度表的形式,将全年的各项活动按照时间顺序排列出来。

（四）经费预算

列出开展每次健康教育服务的各项开支,将各项开支汇总,即为开展此次健康教育服务的预算。再把每次服务的预算汇总,即为年度总预算。

二、制定健康教育年度计划的注意事项

（1）健康教育的内容应尽量覆盖《健康教育服务规范》中要求的七项内容,且应策划针对不同人群的重点内容,使健康教育服务更具针对性。

（2）健康教育的形式及数量应达到《健康教育服务规范》的要求,且应掌握"形式为内容服务"的原则,根据每次健康教育服务的具体内容、服务对象文化水平和接受能力、健康教育资源等具体情况,确定适宜的一种或几种形式。

（3）在安排次数和时间时,应注意以下三点:一是计划安排不应过满,应为临时性任务安排机动时间;二是不需要确定各项活动的具体日期,明确出时间段即可;三是要考虑节假日、农忙、气候等因素,合理安排时间。

（4）可以结合当地实际,开展具有地方特色的创新性健康教育活动。

（5）计划中解决的问题要与健康教育需求评估保持一致,并与之后的总结相对应。

三、如何做社区健康教育项目计划设计

社区健康教育项目是指在特定时间阶段内为达到某特定目标所开展的一系列活动的总称。社区健康教育项目计划是指在全面部署社区健康教育整体规划的基础上,针对社区重点人群中需优先解决的健康问题,科学地制定社区健康教育项目计划,是社区健康教育工作的重要内容。

在社区健康教育工作中,虽然社区的社会形态和自然形态等不同,每项健康教育项目的规模大小、对象、内容和目标不同,但对计划设计的要求是大体一致的。概括地讲,项目计划工作就是在健康教育活动开展之前通过调查研究预先决定以下几个问题:

① 做什么?（内容、目标）

② 为什么做?（目的）

③ 何时做?（活动日程）

④ 在哪里做?（地点、范围）

⑤ 谁做?（执行人员）

⑥ 如何做?（方法、步骤、技术、所需设施、资料）

四、制定健康教育计划应遵循的原则

（一）明确目标的原则

每一项健康教育计划设计都必须有明确的目标(远期目标)和切实可行的具体目标(近期目标),并自始至终坚持以正确的目标为指向,紧紧围绕目标开展活动,确保目标的实现。

（二）整体性原则

社区健康教育是基本公共卫生服务中的一项工作,在制定计划时,不能违背或者脱离卫生事业发展的总体目标。

（三）前瞻性原则

社区健康教育的计划要面向未来,把握住未来卫生事业发展的方向。计划的制定和执行要考虑长远的发展和要求,体现出一定的先进性,设想一下如果目标制定过低,不用努力都能实现,将失去计划的指引功能。

（四）弹性原则（要留有余地）

规划是面向未来的,所以在制定项目计划时,要尽可能地预见到实施过程中可能遇到的或发生的情况,留有余地,并事先预定应变对策,以确保计划的顺利实施,这可谓"弹性计划"。但在没有评价反馈、没有修改计划的指征时,不能随意更改计划,这是一项重要的原则。

（五）从实际出发的原则

要根据人力、财力、物力因地制宜地制定计划,而不是从主观愿望出发。在制定规划前做周密细致深入调查研究的同时,借鉴历史和他人的经验教训。这不仅是健康问题,还包括社会问题,如群众的思想、习俗、传统观念、兴趣、文化水平、经济状况,以及工作中可能遇到的困难和障碍等。

（六）重点突出原则

计划的重点必须突出，切忌面面俱到，包罗万象。否则，势必造成目标含混不清，干预分散，有限的资源不能集中使用，而使计划难以奏效，同时也难以进行效果评价。项目计划通常是指某一个项目，如"提高母乳喂养健康教育计划"。

（七）参与的原则

强调社区干部和群众积极参与项目的需求评估及制定的全过程，群策群力，这是保证项目成功的一个重要原则。

五、制定健康教育计划的基本程序

健康教育的系统性工作要求社区健康教育工作者按照制定健康教育计划的框架或者工作模式制定工作计划。制定健康教育计划的模型有很多，例如联合国儿童基金会提出的设计模式，经典的 PRECEDE-PROCEED 模式，还有美国疾病预防控制中心倡导的社区健康计划策略。所有的策略或模式，都可以归纳为以下几个重要步骤：（1）健康教育需求分析；（2）确定优先项目和目标人群；（3）制定计划的目标和指标；（4）制定健康教育干预策略；（5）安排项目活动的实施和具体日程管理；（6）制定监测和评价方案；（7）经费预算。

（一）健康教育需求分析

社区健康教育得不到社区居民响应和认同的原因之一就是健康教育的内容针对性不强，不是社区居民所期望了解的，对居民的需求了解不够深入和具体。要做好健康教育，首先要了解社区居民对健康教育的主观需求，分析其普遍性、重要性、迫切性、可干预性、可接受性、有效性等要素，并对健康教育的需求进行排序。确定哪些问题是最为迫切、需要优先解决的与健康相关的问题。最后，结合需要和需求的排序情况，列出需要优先开展健康教育的问题（疾病）及其相应的、可干预的危险因素或原因。

健康教育需求评估又称健康教育诊断，是指在面对人群的健康问题时，通过系统的调查、测量来收集各种有关健康资料，并对这些资料进行分析、归纳、推理、判断，确定或推测与健康问题有关的行为和行为影响因素，以及获取健康教育资源的过程。

社区健康教育工作者在健康教育需求评估过程中的主要工作：一是现场调查工作；二是独立或者在专业机构的帮助下获取需求评估的结果；三是分析需求评估结果，明确辖区内主要健康问题、辖区居民健康相关行为的生活方式及影响因素、辖区内健康教育资源等。

1. 健康教育需求评估目的

（1）明确辖区居民主要健康问题、行为生活方式及影响因素,明确辖区内健康教育资源。

（2）为制定有针对性、合理的健康教育干预计划提供依据。

（3）为健康教育效果评价提供基础资料。

2. 健康教育需求评估的内容

（1）辖区基本情况和资源分析

① 辖区内基本情况

辖区基本情况包括以下几方面内容:辖区内的人口数量(包括常住人口)、流动人口,社区规模,各人群特征;社会政策环境:与计划相一致的政策、法律法规和制度;组织和管理网络情况;社会经济环境:人群的人均收入,就业、教育、交通、住房状况等信息;社会文化环境:人群文化特征,宗教信仰,与健康行为有关的特殊风俗习惯等。

② 辖区内健康教育资源

明确辖区基本情况、居民特点(尤其是职业和文化构成)、开展健康教育的资源和条件等,为确定适宜本社区的健康教育形式提供依据。例如,居民易于集中组织的社区适合开展健康知识讲座,而不易集中组织的社区可多采用宣传栏等形式。

③ 辖区健康教育服务能力

明确辖区提供信息传播为主的行为干预措施的水平或能力、开展健康教育与健康促进的政策、经费等,为开展均等化的健康教育提供改进和制定实施方案的依据。

（2）辖区内主要健康问题

① 了解辖区居民的死亡率高的疾患、常见病、多发病,如儿童意外伤害、成人高血压、糖尿病、脑卒中等;

② 明确辖区内季节性高发病,如冬春季流感、老年人慢性阻塞性肺疾病、儿童手足口病,夏季食物中毒、痢疾等。

明确辖区内主要健康问题,是为了确定需要优先解决的健康问题。

（3）辖区居民健康相关行为生活方式及影响因素

明确辖区居民健康问题相关行为生活方式及其影响因素,是进行有针对性健康教育和行为干预的基础,是达到良好健康教育效果的保证。其主要内容包括如下:

① 了解与主要健康问题相关联的居民相关行为生活方式情况,尤其是危害健康的行为生活方式,如吸烟、饮酒、缺乏锻炼、饮食不规律等;

② 了解辖区居民危害健康的行为生活方式的影响因素,如居民的健康素养水平、对健康的重视程度、健康技能、自我管理能力等。

(4) 辖区健康教育需求

明确辖区居民健康教育需要、欲望和需求,为开展有针对性、可行性、可持续性的健康教育提供依据。综合健康问题和行为问题及影响因素确定优先项目。

3. 健康教育需求评估资料收集方法

(1) 通过居民健康档案获得相关资料。基本公共卫生服务居民健康档案中对居民健康状况以及生活方式等有详细的记载,可以通过健康档案资料对居民健康需求进行评估。

(2) 开展问卷调查。如通过开展城乡居民健康素养监测等形式的问卷调查,对居民健康需求进行评估。

(3) 选题小组讨论和专题小组讨论。通过召集医疗卫生人员、社区居民、社区干部等人员开展选题小组讨论和专题小组讨论,快速开展居民健康需求评估。

(4) 利用疾病谱排序评估需求。通过社区卫生服务中心、乡镇卫生院公共卫生科提供的疾病谱排序,了解社区或乡镇影响居民健康的主要问题,有针对性地开展干预活动。

4. 实例:某社区健康教育诊断

(1) 辖区内基本情况

① 社区诊断资料来源

社区居民患病、营养等来源于社区居民家庭健康档案资料;居民出生、死亡情况来源于社区生命统计资料;传染病发病情况来源于××县法定传染病疫情报告资料;社会、经济、环境与人口资料来源于统计局;吸烟、食盐量专题流行病学调查资料。

② 社区基本情况

常住人口33109人,农业人口占17.70%,男女性别比为1.03∶1。目前已为社区10098户家庭30150名居民建立了居民家庭健康档案,占社区人口数91.09%;社区家庭规模2.99人/户,家庭组成以两代人居住一起为主,占家庭总数的64.03%。老年人口系数为7.3%(成年型),儿童青少年人口系数为20.7%(老年型),老少比为9.4(老年型)。人均年纯收入为8489元,城镇人口人均年纯收入为9152元。

③ 卫生资源情况

社区内现有县级卫生机构6所,乡级卫生机构1所,厂矿学校职工医院

(医务室)28 所,共有医务人员 589 人,每千人口平均 17.79 人,共有病床 480 张,每千人口平均 14.50 张,年人均卫生事业费 63.96 元,人均医疗卫生支出 52.07 元。

④ 社区居民健康状况

从 2000 年至 2005 年间,社区传染病发病率下降了 77.57%,但病毒性肝炎、细菌性痢疾、肺结核仍是现阶段危害该县社区人民健康的最主要的传染性疾病。自 20 世纪 90 年代以来,性传播性疾病的发病率迅速提高。营养与妇幼健康状况:社区居民以大米为主食,成人日均热能摄入量为 2814.54 千卡,脂肪占总能量的 36.65%;儿童缺血性贫血患病率较高,近几年均介于 30%~40%之间,已婚妇女宫颈炎检出率达 39.93%。

（2）社区主要卫生问题

社区人群中意外伤害发生率较高,意外伤害所致死亡率高达 169.18/10 万,居死因的第 2 位,自杀和车祸是意外伤害的两个主要原因。

社区人群心脑血管疾病患病率高、死亡率高,社区人群心脑血管疾病死亡率居死因之首。中老年高血压、心脏病、脑卒中患病顺位分别占第 2、3、7 位,血压 140/90 mmHg 以上者占 25.2%。

社区人群饮食和营养方式不合理。社区人均自报日食盐摄入量为 8.55 克,高于 WHO 推荐的食盐日摄量 4~6 克的标准,其中饱和脂肪与不饱和脂肪的比例为 1∶1.18,脂肪摄入量占总热量摄入的 36.65%,高出 30%的要求;居民营养状况欠佳及各营养素的比例搭配不当是造成诸如缺铁性贫血等疾病的原因之一。

（3）确定优先项目(略述)

社区高血压人群患病主因为疾病知识缺乏和生活方式不合理。

（4）社区健康教育计划(略述)

社区健康教育目标:① 长期目标:增强社区居民对高血压疾病的预防保健知识,降低高血压患病率,提高社区居民的健康水平。② 短期目标:病人及家属在一个月内学会测量血压,连续 10 次 100%准确。

（二）确定优先项目和目标人群

通过社区需求评估发现,社区的需求是多方面、多层次的。很多需求可能因一项优先解决的项目而同时解决多个问题。

1. 确定优先项目

确定优先项目应真实反映社区存在的、群众最关心的健康问题,以及反映各种特殊人群存在的特殊健康问题,决定最重要、最有效且所用的人力、资金最少而能达到最高效益的项目。在同时存在几个主要健康问题时,优选的原则是：

（1）重要性原则。主要看疾病或健康问题的频度和危害程度,通过分析社区人群中发病率、病残率、死亡率以及疾病或健康问题造成的经济负担、社会负担、康复成本、经济损失等来确定其重要性。

（2）有效性原则。主要看疾病或健康问题以及相关的危险因素,有客观的观察指标,能够通过健康教育手段得以解决。该因素在有明确的客观指标干预实施后,能收到明显的效果和社会效益。

（3）可行性原则。主要分析社会以及政策对疾病或健康问题干预的支持力度和有利条件,包括领导的支持、社会有关部门的配合,人力、物力、技术的条件,特别是经济的支持;以及健康教育是否会得到社区人群,尤其是干预对象的支持和赞同。

（4）紧迫性原则。该疾病或健康问题是现有条件下,社区须尽快解决的问题。例如该疾病的传染性强,致死率高,必须尽快进行健康干预,提高居民的认识,提高防治技能,才能从根本上解决该疾病或健康问题。

（5）经济性原则。该疾病或健康问题通过成本-效益估测证明能用最低成本达到最大的效果和最大的社会效益。

2. 确定优先项目的方法

（1）把外环境与内环境结合起来分析法（表4-1）

		小环境因素	
		良好	不良
大环境因素	良好	I	II
	不良	III	IV

图4-1　确定优先项目的依据之一——环境因素

（2）问题树法

例如,食用碘盐问题的问题树分析方法见图4-2。

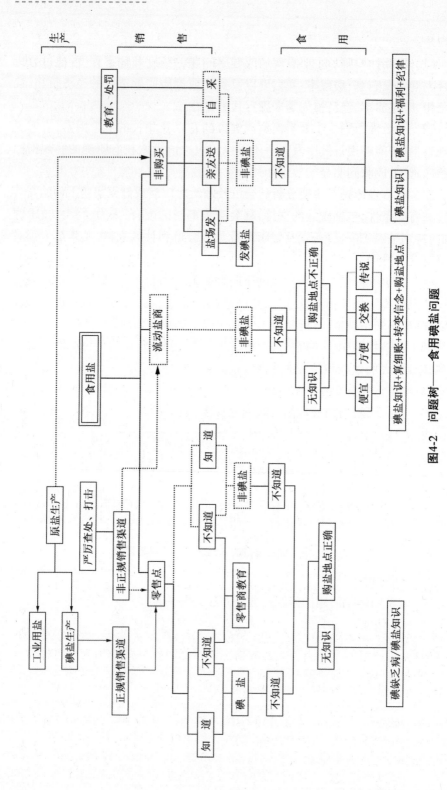

图4-2 问题树——食用碘盐问题

3. 确定目标人群

根据健康教育活动的目标,干预对象分不同层次,包括个人、群体、组织和政府。大致可以分成以下三类:

(1) 一级目标人群:迫切希望这些人群能实施所建议的健康行为并做出改变的对象。如控烟或戒烟的计划,一级目标人群是吸烟者本人。

(2) 二级目标人群:对一级目标人群有重要影响的人,或能激发教育和加强一级目标人群行为和信念的人。如卫生保健人员、有关行政领导及家人。

(3) 三级目标人群:决策者、经济资助者和其他对计划的成功有重要影响的人。

(三) 制定计划的目标和指标

任何的健康教育项目计划必须有明确的目标和可测量的指标,因为目标是后期实施和评估的根据。确定优先项目和目标人群后,就要针对项目计划干预的内容,确定干预人群、范围、计划所要达到的目标以及为实现目标要求而制定的各项指标。

1. 计划的总体目标

计划的总体目标通常是指宏观的、远期的,不要求达到可测量的成果,有时总体目标可能永远不能实现,它只是给计划提供一个总体上的努力方向。例如,"不发生儿童溺水事件"的总体目标可以分解为各方面、各阶段、各层次的具体目标。

一般来说,健康教育项目的总体目标必须回答"4 个 W、2 个 H"。

Who——对谁?

What——实现什么变化?

When——在多长限期内实现这种变化?

Where——在什么范围内实现这种变化?

How much——变化程度?

How to measure it——如何测量该变化?

2. 计划的具体目标

具体目标是为实现总体目标设计的、具体的、量化的指标。要求是明确的、具体的、可测量的而又必须达到的指标。具体目标一般分为教育目标、行为目标和健康目标。

(1) 教育指标:是指为实现行为改变所应具备的知识、态度、信念和技巧、价值观等,是反映健康教育计划近期干预效果的指标。例如,实施围产期保健健康教育计划 1 年后,在知识方面,100% 的孕妇能说出产前检查的好处;在信念方面,100% 的孕妇相信她们能够用母乳喂养自己的孩子;在技能方面,

100%的产妇能够掌握母乳喂养的技巧。

（2）行为指标：是指健康教育计划实施后，干预对象特点行为变化的指标，也是反映计划中期效果的指标。例如，实施母乳喂养健康教育计划2年后，社区90%的产妇实现母乳喂养。

（3）健康指标：是指通过健康教育计划的实施，反映干预对象健康状况改善情况的指标。由于要使干预对象的健康状况改变往往是一个较长的时期，所以健康指标反映的通常为远期效果，包括发病率的降低、健康水平和生活质量、平均期望寿命的提高等。例如，执行控烟健康教育计划3年后，社区内35岁以上的居民高血压患病率由目前的12.65%下降至8%以下。

3. 指标体系

目标需用相应的指标描述。各方面、各阶段、各层次的具体目标有关的指标及其权重（若需要专门确定）、预期指标值、指标使用方法等形成指标体系。一项健康教育计划应该设计什么指标、多少个指标，没有统一规定，也不是所有计划都要具备知识、行为、健康这三项指标。要根据计划的内容、对象、时间以及期望产生的效果来定。

（四）制定健康教育干预策略

社区健康教育目标是创造支持性环境并改变居民的不良行为习惯。因此，在社区需求评估后，在确定优先项目以及制定目标的基础上，就要确定达到目标的方式、方法和途径，即干预策略。

1. 教育（干预）策略的主要内容

（1）确定教育方法。健康教育干预是通过卫生知识传播、保健方法和技术的应用指导等来实现的。因此，按干预手段和目的的不同，可将教育方法分为信息传播类、行为干预类和社区组织方法类三大类。不论采用哪一种方法，都必须以如下原则做出评价：是否容易为受教育者所接受？方法是否简便？效率与效果如何？是否经济？

（2）确定教育内容。教育内容的确定要遵照教育目标的要求。计划中的教育内容应针对目标人群的知识水平、接受能力、项目的目的和要求来确定，要讲究教育内容的科学性、针对性、通俗性和实用性。

（3）确定教育材料。健康教育活动教育材料主要有视听材料和印刷材料两大类。可购买出版发行物，也可自行编印。不论选择哪一种教材，其内容设计都必须符合教育（干预）内容的要求。

2. 制定健康教育干预策略的步骤

（1）通过集思广益或头脑风暴找出针对每个目标的所有可能的健康教育干预策略。在综合考虑资金预算、时间、人群需要、实施技能及有效性几个方面后,列出针对某个目标的一些可能适合策略。

(2)选择最佳健康教育干预策略。在上述确定的策略中,选出几个最佳策略,并制定出针对最佳策略指导的具体行动措施以及潜在的评价指标。

(3)分析当前拟定采取的干预措施,确定哪些措施可以继续,哪些措施需要取消,哪些措施需要改进,还需要新增加哪些措施。

(4)进行资源评估。分析实施干预活动所需要的资源,列出目前可获得的资源清单,找出需要的资源和已有的资源之间的差距,然后考虑用什么办法获取所需要的资源。

3. 组织与培训

确定组织网络和执行人员,搞好培训,是执行计划的组织保证。组织网络以健康教育专业人员为主体,吸收政府各部门、基层组织、各级医药卫生部门、大众传播部门、学校等参加,组成具有多层次、多部门、多渠道的网络,确保计划目标的实现。例如,某社区通过四条组织途径开展健康教育,充分组织利用了社区人力资源,实现了计划目标。同时,对执行计划的各类人员,要根据工作性质和担任的任务,分别进行培训,以保证健康教育计划执行质量。

4. 确定干预场所

干预场所是将干预策略付之以行动的有效途径。社区健康教育项目能否得到有效的实施,一定程度上取决于干预场所的确定是否合理。大型的健康教育项目可能涉及多个场所和多种途径。以下简单列举干预策略实施的场所:

第一类为教育机构,包括社区内的幼儿园、小学、中学和大学等各级各类从事教育的场所。由于儿童青少年可塑性强,在属于他们的年龄范围、社会阅历方面具有同质性、群体性,便于组织教育等特点。同时学校是家庭和社区的纽带,教育效果能向社会人群辐射,因而学校是开展健康教育的理想场所。

第二类为卫生机构,包括社区卫生服务中心(站)、卫生保健机构、康复机构等。这些机构是社区居民就医就诊、也是开展患者健康教育的最佳场所,因为患者容易接受教育咨询。同时,医疗卫生机构人员掌握了专业的健康教育知识,开展健康咨询等活动,效果明显。

第三类为工作场所,包括工厂、车间、办公室等,是劳动者主要的工作环境。尽管工人的年龄、社会背景等不同,但工作场所是有组织的地方,可通过领导和厂医针对工作场所的危害、工作的安全等方面,开展行为干预、环境整治和制定政策等一系列的教育和社会活动。

第四类为公共场所,包括街道、商场、公园、车站等公共场所。这类场所具有社会性、公益性和服务性。因为该类场所人群流动性大、背景复杂、适宜开展大众传播的普及型项目。

第五类为居民家庭。家庭是组成社会的细胞。家庭内部成员间具有特殊的关系,便于互相沟通信息,在观念和行为上相互影响。因此,健康教育的家庭化是促使教育深入地开展,取得良好效果的有力保证。

根据主客观条件和需求,任何社区健康教育项目都可以从其中选择一个或多个场所开展健康干预工作。

（五）安排项目活动和日程

科学、合理地安排计划的活动和日程是保证计划顺利实施的重要条件。健康教育计划的设计与实施大致分为以下四个阶段:

1. 调研与计划设计阶段

该阶段的工作包括基线调查、确定教育对象、制定教育目标、设计监测和评价方案等。

2. 准备阶段

该阶段的工作包括确定教育内容、选择教育方法、制作教育材料、建立教育网络、培训教育执行人员、准备物质、材料等。

3. 执行阶段

该阶段的工作包括争取领导和社会支持,各种传播、教育(干预)手段的运用,对活动过程进行监测和评价等。

4. 总结阶段

该阶段的工作包括收集、整理、分析资料、数据,撰写活动执行情况和项目总结报告,找出存在的问题和不足,提出今后的改进意见。

（六）制定监测和评价方案

建立系统、完善的质量控制与监测体系,及时发现计划、材料、策略及实施中的问题并进行调整,是衡量健康教育计划实施效果的重要措施。因此,在计划的设计阶段,就应当对监测与评价的方案设计、内容、方法、工具、时间、执行人员等做出明确的规定。

健康教育计划(规划)的评价是设计中的重要组成部分,贯穿于设计、执行、评价的全过程,因此在计划书中应明确各项评价内容、指标和标准,以及评价时间和评价方法等。评估指标应包括长期结局指标、短期结局指标和过程指标三大类。此外,还涉及内部评估还是外部评估,也应做出明确的规定。

（1）长期结局指标是针对长期规划目标而定的,是反映该目标成功与否的标准。

（2）短期结局指标是针对短期规划目标而设定的指标，是与实现规划总目标相关的那些可以直接观察或自报的结果。

（3）过程指标是针对每个目标所对应的策略及措施所定的，用以反映实施或过程目标的指标。

（七）经费预算

经费是开展社区健康教育的保证。测算出每项活动的开支类别及所需费用，然后汇总，即可得出整个计划的预算。预算应该切合实际，科学合理，并遵循低投入成本、高效益产出的原则，尽可能节省开支。

第三节　社区健康教育计划的实施

实施是执行计划的过程，是完整工作的重要组成部分，是检验工作计划成功与否的唯一标准。

一、实施工作的意义

计划实施是按照计划的要求去开展健康教育活动、实现计划目标和获取市级效果的过程，也是体现计划根本思想的具体行动。实施就是实践，是计划中的各项活动在现实中的实现。如果没有这个过程，再好的计划也是一纸空文，就不能产生社会效益和经济效益。因此，实施工作是社区健康教育的主体工作部分。

二、社区健康教育计划实施的流程

实施社区健康教育计划中，涉及面广，活动众多，参与人员多，要求社区工作人员掌握好全局，通过一定的流程设计，按部就班操作，同时找到适合社区健康教育计划实施的理论指导，才能保证实施工作的科学性。

目前健康教育计划实施中广泛使用的步骤如下：制定实施工作时间表；控制实施质量；建立实施的组织机构；组织和培训实施工作人员；配备所需要的设备与健康教育材料。这五个环节的关系如图4-3所示。

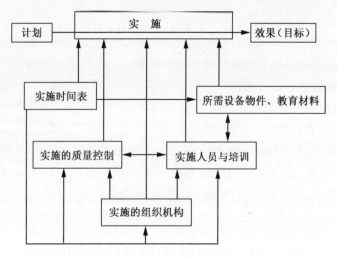

图 4-3　健康教育与健康促进计划实施的 SCOPE 模式图

（一）制定实施的时间表

为了使项目活动有步骤地落实进行，在计划执行之前，应该制定项目各项工作的时间表。明确规定工作内容、要求、实施时间、地点、负责人、经费预算等内容。如在执行计划中有特殊要求，也应在时间表内列出或说明。时间进度表是整个执行计划的核心，也是实现目标管理的依据。同时，时间表是对照表，可以用来检验各项工作的进展速度和完成数量。评估人员可依据时间表检验每项工作是否按计划进行，有多少项工作滞后于时间表计划的时间。并根据此表来计算出任务执行率（按时完成的任务/计划中的任务数×100%）。

时间表以时间为引线排列各项实施工作，具体包括以下几个内容：（1）工作内容，如任务 1，培训乡村医生，提高工作技能；（2）负责人员；（3）检测指标，是检验工作完成的依据，如技能培训，检验指标为培训班的通知、培训班总结、学员名单、培训现场照片等；（4）经费预算和特殊需求，如需要用到的投影仪、教师、车辆等。

表 4-1 为某县《生命知识》传播项目实施时间表，图 4-4 为时间表实例。

表4-1　某县《生命知识》传播项目实施时间表

工作内容	负责人	检测指标	预算经费/元	设备物件与健康教育材料	备注
成立领导小组	××× ×××	县政府文件	500		县政府会议室
部门协调会	× ×	会议纪要	800	投影仪	8个部门
材料制作	××× × ×	材料3种	25000	录音带2000盘	分发到乡和村
乡医培训2期	××× ×××	总结和名单	5000	教材50本、教室	准备测试题
村医培训6期	××× ×××	总结和名单	25000	教材200本	以会代训
大众传播	×××	传播活动记录	500		提供稿件材料
人际传播	××× ×××	传播活动记录	20000	传单折页	
监测	×××	监测报告	1800	自行车5辆	
中期效果评估	××× × ×	评估报告	3600	自行车12辆	半定量方法
终期效果评估	× ×	评估报告	8000	汽车2辆20名工作人员	定量调查
总结报告	×××	报告材料	200		

（实施时间：2002.8 – 2003.7，月份列为 8 9 10 11 12 1 2 3 4 5 6 7）

甘特图举例

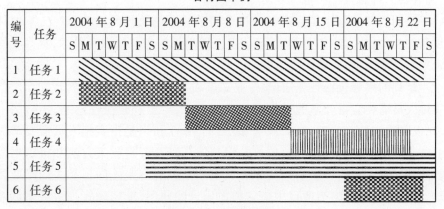

图4-4　时间表实例

（二）建立实施的组织机构

实施组织通常包括项目领导小组与项目技术小组。项目领导小组由与项目执行直接有关的部门领导和项目计划的业务主持负责人组成。领导小组成员应该了解或熟悉计划的目的、意义、主要项目或内容以及工作日程，负责审批计划设计方案，组织项目计划的实施，审批项目计划经费预算，提供政策支持，协作解决计划执行中的重大疑难问题。

项目技术小组是具体执行、实施计划活动的组织，可以由一个专业机构或由业务相关单位抽调人员组成课题组或项目办公室。协调、组织各类人员落实或实施计划，定期检查和监测，确保计划的顺利执行。

建立项目执行组织，应充分利用社会动员和行政干预的功能，协调社区内各有关部门的关系，采取多部门合作方式，这是保证计划顺利实施的重要组织措施。同时，争取各级政策和财政的支持，才能确保计划的有序执行。

（三）质量控制

在社区健康教育计划实施开始，就应重视质量控制，建立起有效的监测和质量控制体系。在执行中采用运动过程评估和即时效应评估的方法进行监测，掌握实施进度和效果，发现问题，解决问题，及时调整实施策略，调整人财物的分配，调整实施进度安排，控制实施质量，保证计划的顺利实施，确保预期效果。

质量控制的内容包括对计划工作的进度、计划活动内容、计划活动情况进行监测，对目标人群的知、信、行及有关行为危险因素变化情况进行监测，对活动经费使用情况进行监测。

质量控制的方法包括记录与报告方法、现场考察与参与方法、审计方法、调查方法（包括定量调查、定性调查）等。

（四）培训执行人员

培训的目的是使项目执行人员全面了解计划执行的目的、意义，掌握计划活动的内容、方法和要求，学习项目工作相关的专业知识和技术，提高工作水平与技能，并激发他们的工作热情。

培训的内容包括管理知识、专业知识和专业技能三部分。管理知识是指管理人员需要懂得和掌握的管理规章和知识，年度和阶段性总结，报告的书写，人财物配比和管理，组织沟通和协调。专业知识是指实施人员需要掌握的调查方法、行为干预方法、传播知识与技巧以及资料收集方法和报告书写方法等知识。专业技能是指实施人员应该掌握的与实施内容相关的专业技能。例如，高血压防治项目中应掌握血压计的使用，糖尿病管理中应掌握血糖的监测方法，人员培训中应掌握幻灯片的制作、投影仪的使用等技能。

制定培训计划要具体规定培训的意义、目标、内容、对象、时间、地点、教师、考评方法、组织与承办单位及经费预算等。培训的组织工作包括教学与后勤两部分;培训的原则是:时间要短,内容要精,针对性强;根据培训内容和培训对象的不同特征,选择合适的培训方法,特别注意现场培训不同于一般学校的学生教学,应更加注重人员的特征和兴趣,重视技能训练与参与式教学,教师与学员积极互动,鼓励参与回答问题、讨论、游戏和角色扮演、情景模拟,提高学员的积极性和热情,共享学员的知识和经验。表4-2 为常用的培训教学方法及其适用范围。

表4-2　16 种教学方法及其适用范围

教学方法	适用范围				
	知识	态度	决策技能	操作技能	沟通技能
1. 板书/投影/幻灯/挂图	✓				
2. 电影/录像	✓			✓	✓
3. 活页资料	✓		✓		
4. 手册	✓		✓	✓	
5. 自习	✓				
6. 演示				✓	✓
7. 讨论		✓	✓		
8. 头脑风暴(快速反应)			✓		
9. 滚雪球(逻辑推论)		✓	✓		
10. 游戏	✓		✓		
11. 角色扮演		✓	✓		
12. 案例分析			✓		
13. 书面作业/课题设计	✓		✓		
14. 现场实习/见习		✓	✓	✓	
15. 模拟训练			✓	✓	
16. 配对练习				✓	✓

培训评价包括对学员学习效果的评价、对教师教学质量的评价、对组织和后勤工作的评价及对远期效果的评价。

（五）实施过程中所需设备和材料

按照计划的各项活动要求选择订购或自制教材。健康教育设备主要包括:办公设备,如电话机、计算机、打印机、其他办公用品等;音像设备,如照相机、摄像机、录像机、录音机、电视机、VCD 等;教学设备,如幻灯机、投影仪、黑板等;医疗仪器,如身高体重计、血压计以及交通工具等。

同时注意对设备的使用和管理,很多工作人员只强调设备的配置,却不注重对设备的保养和管理,导致了很多设备没有做到物尽其用,无形中出现了资源的浪费。

（六）常规社区健康教育传播活动的组织实施

1. 核心活动

（1）提供健康教育资料

① 发放印刷资料。印刷资料包括健康教育折页、健康教育处方和健康手册等,放置在乡镇卫生院、村卫生室、社区卫生服务中心（站）的候诊区、诊室、咨询台等处。每个机构每年提供不少于 12 种内容的印刷资料。

② 播放音像资料。音像资料包括录像带、VCD、DVD 等视听传播资料,在乡镇卫生院、社区卫生服务中心门诊候诊区、观察室、健康教室等场所或宣传活动现场播放。每个机构每年播放音像资料不少于 6 种。

（2）设置健康教育咨询室和宣传栏

在乡镇卫生院以上医疗机构建立健康咨询室,着手在每个村卫生室设立一个健康咨询点,并培养一批健康教育骨干,广泛开展城乡群众的健康教育与咨询工作。

乡镇卫生院和社区卫生服务中心宣传栏不少于 2 个,村卫生室和社区卫生服务站宣传栏不少于 1 个,每个宣传栏的面积不少于 2 平方米。宣传栏一般设置在机构的户外、健康教育室、候诊室、输液室或收费大厅的明显处,距地面 1.5～1.6 米高的位置。每个机构每两个月更换 1 次健康教育宣传栏内容。

（3）开展公众健康咨询活动

利用各种健康主题日或针对辖区重点健康问题,开展健康咨询活动并发放宣传资料。每个乡镇卫生院、社区卫生服务中心每年至少开展 6 次公众健康咨询活动。

（4）举办健康知识讲座

每个乡镇卫生院和社区卫生服务中心每月至少需要举办 1 次健康知识讲座,村卫生室和社区卫生服务站至少每两个月举办 1 次健康知识讲座。

2. 根据实际情况开展适宜的活动

（1）开辟卫生与健康专栏

各地协调本级广播、电视、报刊等有关媒体开辟一个健康科普宣传专栏,用于刊（播）城乡群众应知应会的基本健康知识、疾病预防控制方法等。

（2）赠送健康知识读本

选择知识性强、通俗易懂、内容全面、适合广大群众特点的家庭健康教育读本,并配送到"农家书屋"。

（3）开设健康教育课

与教育部门合作,在全省中小学校平均每周开设一节健康教育课程,并通过知识竞赛、主题班会等多种形式面向青少年学生广泛开展健康教育,让他们从小养成良好的健康生活习惯。

（4）发放健康礼包

设计制作一个内装限盐勺、限油壶、体质指数速查表、宣传折页、健康66条图解手册等为主要内容的健康教育大礼包,发放到每一个家庭。

（5）建立宣传橱窗

除了村卫生室之外,着手在每个村主干道或人口较为集中的地方建立一块健康科普宣传橱窗,主要用于张贴健康科普类报纸或宣传画和折页,向广大农村广泛普及健康知识。

（6）支持性环境建设

以"健康66条"为主要内容,组织有关人员在健康主题公园、健康步道灯场所设置相关漫画等宣传内容,在社区、企业、公园等人群相对集中的场所,营造健康生活方式支持性环境和开展健康生活方式行动的氛围。

第四节 社区健康教育效果评价

一、什么是评价

评价是将客观实际与可接受标准进行比较的活动。健康教育评价是一个系统收集、分析、表达资料的过程,它将贯穿于健康教育过程的始终,是全面监测、控制、保证社区健康教育计划设计合理、预期效果能否实现的关键性措施。当前健康教育评价工作存在的误区:（1）设计者没有把评价设计列入总体规划,在规划中没有明确的目标和目的,没有进行基线调查,导致评价工作无法实施;（2）认为评价工作是耗时、耗费的工作,或由于资金有限,而忽视了评价工作;（3）认为行为与环境的干预需要很长的周期才能产生改变,或者一时的改变并不持久、难于评价;（4）设计的评价标准不符合专业要求;（5）健康教育的效果难以确定因果关系,鉴定效果困难;（6）缺少合适的评估技术人员,特别是在社区;（7）资金投入方为了节约开支、增加项目效益忽视规划评价。

二、健康教育评价的目的

健康教育项目计划的评价是全面监测计划执行情况、控制计划实施质量、确保计划实施成功的关键性措施,也是评估项目计划是否成功、是否达到预期效果的重要手段。评价旨在确定健康教育计划和干预的价值,为健康教育计划的进一步实施和以后项目的决策提供依据。特别要强调的是,评价不应在计划实施结束后才进行,而应贯穿于计划实施的全过程。因此,在整体规划时,要明确评价目的,注重过程的管理,减少决策失误。健康教育评价目的包括:

(1)确定健康教育计划的先进性和合理性。

(2)明确健康教育活动的数量与质量,确定制定的活动是否适合目标人群,各项活动是否按照计划进行以及资源的利用情况。

(3)确定健康教育预期目标的实现及影响因素。

(4)总结健康教育的成功与不足之处,提出进一步的研究假设。

(5)结果的公布和利用,争取社区更多的支持与合作。

三、评价的内容

健康教育评估是对计划内各项活动的发展和实施、适合程度、计划活动效率、效果、资源利用率及社区健康教育各方的参与度等做出认真分析,使计划更符合实际情况、更具效率。评价的核心内容是阐述实施计划活动的质量和效率,规划中设定的目标是否达到预期,也可为计划制订者和社区居民提供有价值的反馈信息。评价结果也可为改善现有的政策、计划的目标,决定是否有下一步的活动需求提供科学依据。

(一)评价策略

(1)评价的目的是什么?目标是否达到?是否为整体健康教育过程提供了反馈?是为社区居民提供有用的健康信息和技能还是为了制定新政策规划提供依据?

(2)评价是由计划相关工作人员进行评价(内部评价)?还是聘请项目外的人员进行评价(外部评价)?内部评价对整个活动较为熟悉,收集信息相对容易,花费较少,但容易发生偏倚。外部评价比较客观,有助于获得无偏结果,但费用较高,外部评价人员的经验等都存在不确定性。

(3)所应用的投入、过程和结果指标是否合适?收集的方法是否可行?设计的预期指标是否与现实情况贴切。

(4)如何保证整个评价工作的正确性和可靠性?

（5）由谁来评估和论证调查结果或所得结论的正确性和可靠性？评价的方法是定量还是定性，样本量设计是否合适，现场调查的方法是什么？

（6）为谁做的评价？是为了社区居民的知识与技能提高，还是争取更多的社区资源的投入？或者为了社区健康教育投入方的效果？

（7）评价结果以什么方式发布？通过会议或研讨会，还是论文发表？

（二）评价内容

（1）健康文化的评价，包括健康相关的知识、态度、动机、行为意图、个人保健技能和自我效能。

（2）社区行动和影响的评价，包括社区参与、社区赋权、社区规范和公众意见。

（3）健康公共政策和组织改革，包括政策、立法、法规、资源分配、组织改革、文化和行为。

（4）健康生活方式和条件的评价，包括吸烟、食物的选择和可用性、体育活动、违禁药品的滥用、在自然和社会环境中对危险因素的保护比例。

（5）有效的健康服务评价，包括提供预防性服务、服务中的可得性以及社会和文化的合适性。

（6）健康环境的评价，包括限制其获得烟、酒和违禁品，为青少年和老年人提供良好的环境，远离暴力和毒品。

（7）社会结果的评价，包括生活质量、功能的独立性、社会支持网络、辨别能力和公平性。

（8）健康结果的评价，包括降低发病率、残疾率、可避免的死亡率，提高社会心理适应能力和生活技能。

（9）能力建设结果评价，包括可持续性的测量、社区参与和社区赋权。

四、评价的类型

开展社区健康教育，首要任务为评估社区健康教育需求。及时评估社区开展的健康教育，明确目标人群和工作意义，提高工作针对性和目的性，确保可预见性的短期、中长期效果和效益。根据评价的内容、指标和方法的不同，可将项目计划的评价分为需求评估、过程评价和效果评价三大类。

1. 形成评价

形成评价是对项目计划进行的评价活动，是一个完善项目计划、对计划相关资料进行调查，避免工作失误的过程，主要为计划的制订、实施、评价提供依据。其内容包括评价计划设计阶段进行目标人群选择、策略确定、方法设计等，其目的在于使计划符合实际的情况。

2. 过程评价

过程评价就是质量控制和监测,是对计划实施的进度、质量进行监测的活动。过程评价贯穿于计划执行的全过程。

3. 效果评价

效果评价是对健康教育计划实施的效果进行评估,可以分为近期效果评价、中期效果评价和远期效果评价。如果行为改变是很快发生(如禁止在办公室吸烟的健康教育活动开始后,行为会很快出现改变)的可进行近期效果评价。中期效果评价是在计划执行中期对计划执行情况进行的较为全面的评价。远期效果评价是评价健康教育活动导致的人群健康状况乃至生活质量的变化情况。

五、形成评价

形成评价总的目的是通过需求评估了解所制定的计划目标和干预措施是否合适;社区健康教育实施前对目标人群的了解,以决定适用于该人群的最佳干预方法;产生新观念,探索新策略。

(一)形成评价内容

1. 目标人群的各种基本特征。

2. 目标人群对各种干预措施的看法。

3. 教育材料发放系统,包括生产、储存、批发、零售及发放渠道。

4. 通过调查获得有价值的信息,为制定评价问卷提供依据。

5. 是否在最初的计划执行阶段根据出现的新情况、新问题对计划进行适度调整,对最初相关材料补充说明。

(二)形成评价的方法

主要方法有文献、档案、资料的回顾、专家咨询、专题小组讨论等。

六、过程评价

过程评价起始于健康教育计划实施开始之时,是对计划的全过程进行的评价。包括监测、评估计划执行中的各项活动是否按计划要求进行;计划实施是否取得预期效果;及时发现计划执行中的问题,而有针对性地对计划以及干预方法、策略等进行修订,使之更符合客观实际,保证计划执行的质量和目标的实现。

(一)过程评价的内容

过程评价的目的是确保项目按照计划执行,实现既定目标,包括执行中各个环节,可分为以下三个层面。

1. 针对个体的评价内容

（1）健康教育信息是否能到达教育对象？覆盖率是多少？具体原因（到达与否）是什么？

（2）教育对象对健康教育信息是否能够接受？具体原因（深浅与否、实用与否）是什么？

（3）教育内容是否适合于教育对象的需求，教育对象的需求动态如何？

（4）目标人群参与状况。

（5）干预的方法是否有效？哪种方法最好？怎样调整干预方法？

（6）健康教育资源获得情况和使用情况如何？

（7）项目活动是否按计划进度表实施？如果不是，原因是什么？

（8）健康教育主题工作情况。包括实施组织机构是否符合要求，人员是否符合需要，干预是否按计划进行，质量如何，材料是否经过了预实验，发放情况如何，目标人群参与活动的情况有什么问题，原因是什么，计划执行人员的知识、技能、态度、工作质量如何，计划是否按进度实施，反馈系统是否顺畅，监测记录是否符合要求，经费使用情况如何等。

例如，为开展学生健康教育，应回答以下问题：

① 教育干预是否适合于教育对象，并为他们所接受；② 教育干预是否按照计划方案的方法、时间、频率进行，干预的质量如何；③ 教育材料是否按计划方案要求发放至目标人群，教育覆盖率是否达到要求；④ 目标人群是否按计划要求参与健康教育活动，存在的主要问题及原因；⑤ 信息反馈系统是否健全，各项监测记录全面、完整、系统，符合质量要求；⑥ 计划实施过程有无重大环境变化和干扰因素，对计划执行的影响如何。

2. 针对组织的评价内容

（1）项目是否涉及组织？

（2）各组织间是如何沟通的？参与项目的程度和决策力量如何？

（3）是否需要对参与的组织进行调整，该如何调整？

（4）是否建立信息反馈沟通机制？各组织执行档案和机制的完整性和准确性如何？

3. 针对政策和环境的评价内容

（1）社区涉及的政府、机关部门有哪些？

（2）在执行过程中，外部环境是否出现重大的法律法规等政策的变化？

（3）执行过程中，社区资源的变化，如重大事件发生时，政府要求群策群力，动员各类社区资源，通常会对开展社区健康教育，产生重大影响。

（二）过程评价常用的指标

1. 项目执行率

项目执行率是指按计划完成的项目活动占计划项目活动的百分比，其计算公式为：

$$项目执行率 = \frac{某时间段已执行项目数}{某时间段应执行项目数} \times 100\%$$

2. 干预活动覆盖率

干预活动覆盖率是指接受某项干预活动的人数占目标人数的百分比。其计算公式为：

$$干预活动覆盖率 = \frac{参与某种活动的人数}{目标人群总人数} \times 100\%$$

3. 干预活动暴露率

$$干预活动暴露率 = \frac{实际参与项目干预活动人数}{应参与该干预活动的人数} \times 100\%$$

4. 干预活动有效指数

$$干预活动有效指数(EI) = \frac{干预活动暴露率}{预期达到的参与百分比}$$

5. 目标人群满意度

目标人群对社区健康教育工作执行情况的满意度可以从对干预活动内容、形式、组织的满意度来反映。同时对项目工作人员的态度、可接近性的满意度，以其他参与者的满意度以及自我心情评判。

6. 资源使用进度指标

（1）活动经费执行率：指按计划使用实际的经费占预算经费的百分比。

$$活动费用使用率 = \frac{某项干预活动的实际费用}{该项干预活动的预算费用} \times 100\%$$

（2）年度费用使用率：

$$年度费用使用率 = \frac{某年度活动实际费用}{某年度活动预算费用} \times 100\%$$

（3）费用进度比：指计划实施到一定阶段时，费用使用情况与项目活动执行情况的比较。

$$年度费用进度比 = \frac{年度费用使用率}{年度活动执行率}$$

（三）过程评价的方法

主要方法有查阅档案资料、目标人群调查和现场观察等方法，可以进行全面快速评估。

1. 现场观察法

直接观察各项健康教育活动,并进行评价。

2. 会议交流法

按阶段召开计划管理人员、执行人员会议,交流、讨论各方面的信息,对计划执行情况进行阶段性评价。

3. 目标人群调查法

可采用批质量保证抽样法对目标人群的有关情况进行定量调查,也可采用快速评估法对计划实施情况做定性调查、评估。

4. 追踪调查法

以跟踪工作日志的形式对各项活动进行调查,主要跟踪记录活动的日期、内容、目的要求、活动地点、持续时间、活动组织者、目标人群参与情况等。

七、效应评价(近中期效果评价)

健康教育是通过改变目标人群的健康相关行为来实现其目的的。效应评价正是对目标人群因健康教育项目所导致的相关行为及其影响因素的变化进行评价。与健康结局相比,健康相关行为的影响因素及行为本身较早发生改变,故效应评价又称近中期效果评价。

(一)评价内容

效应评价的内容主要包括4个方面。

(1)倾向因素:目标人群的卫生保健知识、健康价值观、对某一健康相关行为或疾病的态度、对自身易感性、疾病潜在威胁的认识等。

(2)促成因素:卫生政策、环境条件、卫生服务或实行健康行为资源的可及性。

(3)强化因素:与目标人群关系密切者对健康相关行为或疾病的看法、目标人群采纳健康相关行为时获得的社会支持及采纳该行为前后自身的感受。

(4)健康相关行为:干预前后目标人群健康相关行为是否发生改变、改变程度及各种变化在人群中的分布。

(二)评价的指标

近期效果评价主要是对知识、信念态度的变化进行评估。主要指标有卫生知识知晓率、卫生知识合格率、卫生知识平均分数、健康信念形成率等。各项指标的计算方法如下:

(1)卫生知识知晓率(正确率)=知晓某项卫生知识人数/被调查的总人数×100%

(2)卫生知识合格率=卫生知识测试(考核)达到合格标准的人数/被测

试（考核）的总人数×100%

（3）卫生知识平均分数＝被调查者卫生知识测试总分之和／被调查测试的总人数×100%

（4）健康信念（态度）形成（持有）率＝形成（持有）某信念的人数／被调查者总人数×100%

（5）行为流行率＝有特定行为的人数／被调查者总人数×100%

（6）健康行为形成率＝形成某种特点健康行为的人数／被调查的总人数×100%

（7）行为改变率＝在一定时期内某项行为发生定向改变的人数／观察期开始时存有该行为的人数×100%

（8）是否有新的政策、法规出台，是否有环境、服务、条件方面的改变。如酒后驾驶法规的出台的作用＝（酒后驾驶法规出台前的酒驾导致的死亡率－酒后驾驶法规出台后的酒驾导致的死亡率）／交通事故死亡率×100%

（三）评价的方法

可以通过入户访谈、观察、小组讨论或者设计简单的调查问卷进行专题调查。

八、结局评价

健康教育的最终目的是提高目标人群的生活质量。结局评价正是着眼于健康教育项目实施后所导致目标人群健康状况及生活质量的变化。

（一）评价的内容

（1）健康状况：包括生理指标、心理指标、健康指标和疾病与死亡指标。

① 生理指标：包括身高、体重、血压、血色素、血清胆固醇等。

② 心理指标：用人格测量指标（E. M. P. L 量表）、智力测验指标（智商）、症状自评量表（SCL－90）等测量人格、抑郁等方面的变化。

③ 疾病与死亡指标：包括发病率、患病率、死亡率、病死率、婴儿死亡率、平均期望寿命等。

（2）对目标人群生活质量进行评估，如劳动生产率、福利、期望寿命及幸福感等。反映生活质量的指标包括生活质量指数（PQLI）、EQ-5D、ASHA 指数、功能状态量表（ADL）、生活质量量表（LSI）等。

另外，包括通过社区健康教育活动后社区行动和影响方面的变化，如社区参与度的改变；卫生政策的调整，如社区卫生行为规范出台；以及整体环境的变化，如卫生服务提供情况、卫生设施的改善。

（二）评价方法

1. 定量评价

定量评价是一种以问卷为工具、需要计算出各项数据、用数据说明问题的评价方法。

2. 定性评价

有查阅档案、个别访谈、观察、座谈会和专题小组讨论等。与定量评价相比，其结果带有一定的主观性，结果不能代表总体。

3. 半定量评价方法

半定量评价方法处于定量评价和定性评价两种方法之间，不是完全没有量化，但又不能很精确的量化，是一个有限度的量化方法，所以称为半定量。

九、总结评价

总结评价是指形成评价、过程评价、效应评价和结局评价的综合以及对各方面资料做出总结性的概括，能全面反映健康教育项目的成功之处与不足，为今后的计划制定和项目决策提供依据。形成是开始，过程是全部，效应是近期（中期），结果是远期，总结是综合。健康教育计划评价的种类与内容如表4-3所示。

表4-3 健康教育计划评价的种类与内容

	计划设计阶段	计划实施阶段	评价阶段			
			中间目的	行为改变	健康状况	生活质量
评价内容	计划设计的合理性	计划实施情况	健康相关行为的影响因素（货币因素、促成因素、强化因素）	健康相关行为	健康状况	生活质量
评价指标	科学性 适宜性 可接受性	干预活动次数 参加人数 干预活动暴露率 有效指数	知识知晓率 信息持有率 资源分配 社会支持	行为流行率 行为转变率	生理指标 疾病指标 死亡指标	PQLI 生活满意度
评价种类	形成评价……→过程评价		效应评价		结局评价	
			总结评价			

十、影响评价的因素

影响社区健康教育评估主要因素如下：

（1）评估活动的经费不足。

（2）工作人员的数量不足或熟练程度不够，或者因评价人员就是项目的实施者而存在主观立场。

（3）没有足够的时间。

（4）项目工作人员或有关领导没有给予足够的重视。

（5）当地风俗习惯或当时的社会环境限制了从目标人群处收集资料。

（6）对收集到的资料没有进行适当的统计分析。

（7）评价指标不够敏感。

（8）客观环境的影响,在评价时发生的干预计划之外的事件导致对目标人群的影响,如突发性公共卫生事件等。

（9）测试或观察时出现偏移。

（10）历史因素是指在健康教育计划的执行和评价过程中发生的重大的、可能对目标人群产生影响的事件,如与健康相关的公共政策的颁布、重大生活条件的改变、自然灾害或社会灾害等。

（11）失访是指在实施健康教育计划或评价过程中,目标人群由于各种原因而中断被干预或评价。如果目标人群失访比例过高（超过10%）或出现非随机失访,即只是其中有某种特征的人失访时,便可造成偏倚,影响评价结果。

十一、评价结果的利用

（1）通过对评价结果的分析,决定是否需要对原有的目标进行修改。

（2）通过评价结果决定是否需要增加、减少或修改信息。

（3）分析传播和干预策略是否正确,是否需要修改。

（4）通过过程评价,检查资源是否够用,原来的预算是否需要修改。

（5）通过评价发现差距,调查工作重点和策略。

（6）项目的实施进展是否按计划进行,是否需要调整实施速度。

（7）及时向有关领导或经费捐助人汇报评价结果,使其了解工作进展和成效,争取继续获得支持。

（8）发现问题、解决问题,终止不起作用的干预活动。

（9）通过写文章、做报告等方式报告评价结果,与他人共享研究成果。

第五节　社区常用的健康教育方式及选择运用原则

社区健康教育是从整体上对社区群众的行为和生活方式进行干预,健康教育贯穿于整个社区卫生服务之中。

一、社区常用的健康教育手段

社区健康教育内容广泛,种类繁多,依据目的任务、活动性质和干预手段的不同,可分为三大类:一是信息传播类,包括大众传播和人际传播;二是行为干预类;三是行政干预类。下面介绍按功能特点归纳为四种在社区健康教育中最常用的方法。

（一）语言教育方法

语言教育方法又称口头教育法,包括口头交谈、健康咨询、专题讲座、小组座谈和大会报告、演讲等。

（1）口头交谈:通过面对面谈话,传递信息,交流情感,进行行为指导,具有简便易行、针对性强和反馈及时的特点,是入户家访和个别教育的基本形式。

（2）健康咨询:以单独或现场咨询的形式解答咨询者提出的有关健康问题,帮助他们解除疑虑,做出行为决策,保持或促进身心健康。此方式应由有经验的相应的专业人员承担。

（3）专题讲座:通过组织集体听课或办学习班的形式,由专业人员就某一专题进行讲课,此方式具有专业性、系统性,针对性强,目的明确,内容突出,是社区健康教育常用的一种群体教育方法,适用于社区重点人群的系统教育和基层专（兼）职人员的培训。

（4）小组座谈:一般人数在 6~20 人之间。由健康教育者组织、引导与协调,小组成员集体讨论,互帮互学。具有精力集中、针对性强,便于及时反馈和交流信息和加强指导的特点。特别适用于技能训练和行为改变,如戒烟支持小组,家庭营养与烹饪技能培训班等。

（二）文字教育方法

（1）卫生标语:有大幅横额、招牌标语和条幅标语等,具有形式简单、制作方便、语言精练、易于记忆及号召力和鼓动性强的特点。对大造舆论和创造气氛有突出作用。

（2）卫生传单:针对社区某个中心任务或急需解决的问题,一事一议,应急性强。内容较详细,可大量印刷,广泛散发。

（3）卫生小册子:组织专业人员编写,内容系统,针对性和知识性强,并便于保存,可反复使用,是卫生科普教育的好教材。

（4）折页:是新发展起来的一种印刷品种。由于制作精美、图文并茂、简要明了,直观性、吸引力强,并便于发放和保存,适用于低文化水平以及空闲时间少的人群阅读使用,也可作为对某项操作技能的具体指导。

（5）卫生报刊:定期出版发行,信息量大,综合性强,是广大群众学习卫生保健知识和积累信息的健康之友。但需组织好征订工作,并要求读者具有一定的文化水平和阅读能力。

（6）卫生墙报:包括黑板报和卫生墙报,是设在街头、单位等显眼处的相对固定的健康教育阵地。制作简便,更新容易,可结合时令和卫生中心工作编排内容,能起到传播信息、宣传鼓动和普及知识的作用。内容应简明精悍,并注意版面美观,字体清楚。

（7）卫生专栏:可以文字为主,图文并茂,或以图片、宣传画为主,直观性强。制作精良,坚固耐用,设在社区居民主要活动区,较具吸引力和教育性。

（8）卫生宣传画:是文字与形象艺术的结合。制造精良、印刷精美的宣传画,以其绘画、图片、设计编排艺术及鲜明的色彩而极具感染力,能起到较好的宣传教育效果,是社区常用的方式。其中卫生年画较受农民喜爱,但需组织好征订发放工作。

（三）形象化教育

常有图片、照片、标本、模型、示范、演示等。其特点是直观性、真实性强,如身临其境,印象深刻,从而加强健康教育的效果。例如,通过展示畸形胎儿标本,可强烈激发人们妊娠保健及优生优育意识。

（四）电化教育

包括利用职业性信息传播机构的广播、电视、电影等传媒手段,以及投影、幻灯、VCD、CD 等电化教材进行健康教育。

（1）广播。广播网络不受时空限制,传播迅速,覆盖面广,听众广泛,并不受文化程度限制,易于普及。不少地方在电台开设的“空中医生”或“健康医院”等就很受群众欢迎;农村地区特有的有线广播网和村里大喇叭是农村社区健康教育的有效渠道。

（2）投影、幻灯片。此类教材能自行制作,成本低廉,并可根据需要随意增减、灵活运用;画面色彩丰富,直观生动,群众乐于接受,教学效果好。

（3）DVD/VCD。DVD/VCD 内容丰富,知识系统,生动性、娱乐性以及表现性较强,是群众喜闻乐见的形式。特别适宜于传播操作技巧、生命知识等。

二、社区健康教育方法的选择运用原则

在社区健康教育中,不可能同时采用所有的健康教育方法,而要根据实际情况,科学地选择和运用其中适宜的健康教育方法,以达到最佳的教育效果。

（一）要根据地区、对象、目的、内容选择适宜的方法

首先要考虑地区因素，不同的地区在自然环境、风土人情、文化背景、生活方式等方面都存在着差异，特别是少数民族地区，要根据这些不同情况以及这一社区的习俗来选择不同的社区易于接受和开展的方法。社区健康教育的对象十分复杂，按年龄结构，可分为儿童、少年、青年、中年、老年；按职业可分为工人、农民、服务人员、学生、职员、干部、家庭主妇以及无业居民等；按文化程度，可分为文盲、半文盲、小学、初中、高中、大学及研究生等。因此，应根据社区各类人群的特点，选择不同形式，开展内容不同的健康教育。健康教育活动的目的不同，运用的方式也不同。要大造声势、宣传鼓动，就要利用大众传播方式，而要传播卫生知识、培养行为，进行深入的健康教育，则主要采取人际传播方式，如举办专题讲座、培训班以及个别指导、咨询、家庭访问、行为训练等形式的健康教育。不同的健康教育内容，对采取何种形式有不同的要求。例如，解决心理问题宜采取咨询的形式；培养青少年的卫生习惯，多采取传播知识、行为训练、表扬激励和制度约束等形式；在社区开展预防高血压的健康教育，可以采用板报、橱窗、展览、科普晚会、发放卫生科普资料等大众传播形式，还可以通过召开座谈会、举办知识讲座、健康咨询以及交流体验等人际传播方式，并辅以行为规范、制度等管理手段进行行为干预。

（二）要科学设计、合理综合运用各种健康教育方法

在综合运用健康教育方法开展社区健康教育中，应注意大众传播与人际传播并重，将大众传播与人际传播的各自优势巧妙地运用于具体的健康教育中，根据教育对象、内容、目的和可以利用的条件，因地制宜，科学设计，优化组合，按不同人群分阶段配套运用，以扩大健康教育覆盖面，强化信息，有效提高健康教育效果。

例如，在某镇开展"中国农村社区健康教育模式研究"中，根据当地交通不便，管区、村与村间距远，条件简陋，经费有限，大部分村民文化水平较低、卫生意识较差的现状，因陋就简，因地制宜，充分挖掘并利用有限资源，成功地开展了该社区健康教育。在开始阶段，为达到宣传鼓动目的，召开了多场不同层次、声势浩大的动员大会，由镇领导、健康教育专家分别做动员和健康教育专题报告；趁墟日将大幅横额标语悬挂在大街口及镇政府大楼上，并在主要场所设置多个制作精美、内容简明、版面美观、极具艺术感染力的大型健康教育宣传专栏；同时在镇电视台、有线广播中反复播放，并印制《告村民书》发到各家各户，形成强大的宣传攻势，使有关信息家喻户晓、深入人心。在实施阶段，根据干预目标编印了内容简明、针对性强、图文并茂的《健康教育小报》，由学生带回家中，念给父母家人听，使双方都接受了健康教育。同时还

根据农忙时节村民无闲暇以及妇女们文化普遍低的情况,编写了内容浓缩、简单易记的《健康知识四字歌》及简明扼要的醒目标语,用鲜艳的色彩书写在村里显眼的墙壁上,村民上下工、学生上下学都可常念学习。这些方法联系实际,所花经费不多,却取得了显著的效果。

（三）要充分调动社区群众广泛参与

社区健康教育的核心是人人参与。只有使社区群众广泛参与,才能有效地开展社区健康教育。调动社区群众广泛参与,应注意以下几点:(1)信息传播的程度;(2)活动内容是否为群众所关心;(3)教育内容是否为广大群众所接受;(4)活动组织得是否科学,包括活动的时间、地点等,是否方便群众参与。

第六节　社区健康教育常用的调查研究方法

开展健康教育活动必须有科学依据,进行全过程的评价,以提高健康教育的效果和科学水平。这里概要介绍几种社区健康教育常用的调查研究方法,供大家在工作中使用。

一、现况调查

现况调查是社区健康教育最基本、常用的调查方法;是在短期内对特定范围人群中的疾病或健康、事件和特征(如知识、态度、信念、行为、生理与心理指标等)进行调查,例如对社区居民进行卫生知识水平调查、不良的生活行为习惯调查、健康教育需求调查,以及社区健康教育工作现况调查等。进行现况调查需注意的是,要对调查对象规定一个较短的时间范围,并根据这段"时间"与"范围"来决定现况。凡超过"时间"和"范围"的,一律不得计入这次调查中。例如,调查某社区孕妇的母乳喂养知识水平,调查对象必须是在该社区范围内居住的居民,而且必须是在实施调查时已怀孕的妇女。如果在调查时已经分娩或调查后才怀孕的妇女,均不能列入现况调查范围。

二、社会调查

社会调查是一种快速的调查方法,常用于社区健康教育需求的评估和信息反馈。最常用的方法有问卷调查、开调查会、访谈(目标人群代表访谈、选择性人群访谈及个别访谈等)以及观察等。

三、分析性调查

分析性调查是流行病学研究中常用的方法,社区健康教育中常采用的有以下两种方法:

（一）前瞻性调查

前瞻性调查是一种由原因到结果的调查。常用于观察某种因素对被调查的对象有何影响或产生何种作用的调查。通常将同一范围的人群或调查对象,按自然存在的状况分为暴露于某因素组和非暴露于某因素组,在观察一定时期后,比较两组出现的、与暴露因素相关的结果,从而做出判断。如随访观察吸烟组和不吸烟组肺癌发生率的差异。这种从因到果的研究产生偏倚小,可直接估计其间的因果关系。可用于比较、研究是否接受了健康教育人群在知、信、行方面的不同,是否订阅卫生报刊对特定人群的知、信、行有何影响,是否进行行为干预对社区目标人群某病发病率有无影响、有何影响等。

（二）回顾行调查

回顾行调查是一种从结果到原因的调查。在已知其结果,为追溯、探讨导致这种结果的某种可能的原因而进行的调查。即在规定时间内、规定的人口中有某种(阳性组)或无某种(非阳性组即对照组)行为或现象的人或人群,回顾他们过去是否曾经暴露于某种或某些因素。若阳性组暴露于某因素的比例显著高于对照组,可以认为该因素与所研究的结果有关。例如,研究社区母乳喂养率,或某种疾病的发生和流行,分别与母亲或病人的有关卫生知识水平、生活习惯和行为的关系等,都可采用回顾性调查。

四、实验研究

实验研究是将研究对象按随机的原则分为实验组和对照组,对实验组采取某种干预手段一定时期后,分别观察、对比分析两组结果有何变化,从而评价其干预效果。若实验组有关知识、行为、发病情况较对照组有明显变化,说明干预有效。此法的优点是可避免健康教育中交叉因素的干扰,实验结果具有较强的说服力。

五、准实验研究

此方法类似实验研究,不同之处是实验组与对照组不是随机确定的,而是选择两个在主要因素方面相似的人群作为实验组和对照组。此方法较实验研究易行,并具类似优点,故可在社区健康教育研究中普遍应用。

附录 1　健康素养测评与学习系统

居民健康素养评估学习系统是江苏省疾病预防控制中心健康教育所牵头研究开发的具有我国特色的,为懂中文的人提供网上自我学习和评估健康素养知识、行为与技能的一个新平台和新工具,旨在建立一套科学的健康素养评价系统,并同时提供信息化健康教育平台,提高全人群的健康素养水平。

该系统结合数据库技术、网络技术等现代信息技术,应用于居民健康素养评估的管理平台,是对居民健康素养评估的各种数据进行科学管理的系统。可为居民提供网上健康素养的自我评估和学习平台,提高居民健康素养的知识、行为与技能;监测公众或特定人群健康素养状况,为制定相关政策提供依据;为普通公民及健康教育专业人员提供针对不同人群的标准化的测试问卷,减少测试误差。适用于公共卫生服务、疾病预防控制和健康教育等以提高城乡居民健康为宗旨、服务大众的公益性行业。

"居民健康素养评估学习系统"的题库主体以中国卫生部《中国公民健康素养——基本知识与技能(试行)》(健康 66 条)为知识源,参考教育部(教体艺〔2008〕12 号)《中小学健康教育指导纲要》的知识要点,经过了两次的整体性修改和增补,形成目前的题库。

内容上划分为:基本知识和理念、健康生活方式与行为、健康基本技能 3个维度,涉及科学健康观、安全与急救、基本医疗、传染病预防、慢性病预防 5个主要领域;题型包括单选题与判断题。每道题目给出推荐使用范围,包括适合成人题、学生题、成人和学生通用题,提供面向居民自测的普及版与面向专业评估的专业版。软件开发基于 J2EE 技术,采用 B/S/S 多层架构,多层逻辑设计,用户只需要在 IE 浏览器上操作即可。多种 IT 新技术保障了该系统的后台稳定性,改变了系统后台服务器响应时长、在线人数并发数量等关键技术。根据卫生部相关主管部门的要求,为了适应居民的学习和评估需要,进行了分割,经过技术改进后,分成了综合而又单独的健康素养测评系统和学习系统。

该系统将健康素养划分为基本知识和理念、健康生活方式与行为以及基本健康技能3个方面,试图建立一种以健康知识普及和信念形成为基础、以技能掌握为支撑的行为改变模式,并秉承这种思想进行了基于知识与行为两种条目的题库设计。居民健康素养评估学习系统题库设计基于公共卫生的视角,侧重于日常生活中人们对健康信息的认知和运用能力的测试。

居民健康素养评估学习系统作为一种健康促进的手段,其中的普及版能够通过个体的学习和实践,提高个人健康素养知识和技能,同时作为一个评估系统,能够评估个体的基本健康素养,监测公众或特定人群健康素养状况;专业版可供健康教育等公共卫生专业人员用来对人群进行健康素养相关知识和技能水平、信念等的测试评估。

两个系统功能有所侧重,其中"居民健康素养学习系统"具有以下功能:

为提高居民健康素养水平,养成健康生活方式为目的而设计的"居民健康素养学习系统",充分利用网络,便于城乡居民通过互联网学习和掌握健康素养66条、基本的知识、健康生活方式和健康技能。居民可根据自己的兴趣登陆该系统中,进行有目的的学习、娱乐和测评。并且实时对自行测评的结果进行反馈,并且在该系统中能够浏览到最新的国内健康教育舆情监测情况和最具权威的健康教育专家发布的适合大众阅读的信息,保证了知识的正确性和传播的广泛性。

该系统将数据库技术、网络微博微传播技术等现代信息技术应用于居民健康素养学习和自评管理中。具有如下功能:

1. 评估学习　为中国公民提供网上自我评估和学习健康素养知识、行为与技能平台,并在交卷后显示得分、正确答案与有关知识的提示信息。

2. 学习互动　提供了健康教育、卫生保健类的专家专栏、网友问答和趣味学习等栏目。居民可根据自身的需求,阅读到最新的健康教育、卫生保健方面的权威信息,同时提供网友在线问答服务,专家会及时作答。

3. 卫生防病　在该栏目中,提供居民综合学习和分类学习的功能,居民根据需求进行综合学习或者季节性防病知识、卫生保健知识的学习测评等。

4. 视频学习　本栏目给居民提供在线的健康素养短剧、健康知识讲座等丰富内容,同时该系统也将不定期进行内容上的更新,保证课件内容的新颖,满足居民的需求。

5. 资料下载　在本栏目中,居民可以自行下载健康教育、卫生保健类的课件、视频等教学材料,方便居民互动学习,看完后可以联系我们,给系统留言,提高系统的亲和力和可观赏性。

技术特点:"居民健康素养学习测评系统"是基于互联网的信息化平台,依据卫生部教育部相关要求创建的测试题库。该系统可以对居民健康素养评估的各种数据进行实时统计分析和系统管理。同时,也注重个体学习的积极性,是目前大众传播的新途径,也是健康教育的新模式,符合目前快节奏工作、学习的要求。

在响应国家医改的大背景下,以提供优质的健康教育服务,提高全社会的健康素养水平为目的而设计的"居民健康素养测评系统"的建立,充分利用网络,便于专业人员在各种创建、检查、评估活动中,通过本系统对辖区内不同对象和场合自定义组卷规则,根据规则从标准题库随机出题,采用网络机考和人工考试等形式进行标准化健康知识和行为的测试,减少测试误差,并实时对评估结果进行统计分析评价。

测评系统将数据库技术、终端服务、网络技术等现代信息技术应用于居民健康素养评估中,可以对居民健康素养评估的各种数据进行实时统计分析和系统管理。"居民健康素养测评系统"具有以下功能:

1. 联网测试　在有条件的地方(特别是学校、企业)可在计算机教室联网,进行健康素养水平计算机测试评估,管理人员只要在服务器上联网出好测试卷(每台机不同),测试对象可以通过浏览器进行测试。对联网考试结果能自动统计分析显示出知识知晓率、信念持有率和行为形成率等。

2. 人工出卷　各地健康教育专业人员可以根据实际需要设定测试卷参数,随机生成评估测试卷,并打印成纸质,以供测试,完成后在客户端录入后,在系统中可显示考试结果。

3. 自动批改　针对纸质试卷,只要将答案人工录入,该系统就可以自动批改,显示统计分析的结果,数据既可在线录入,也可脱机录入后上传。

4. 组卷规则管理　根据不同考试对象、不同难易程度等要求设置产生不同的试卷。

5. 试卷管理　根据设定的组卷规则产生试卷,并可以对试卷题目适当调整,产生的试卷能保存、打印和考试后的录入。

6. 题库管理　健康知识测试题目、题型和题量等的维护(更新、导入、导出等)。

7. 在线查询　系统可以根据管理员需要,进行复合条件的查询,导出需要的结果。

8. 系统管理　用于系统的基本设置,用户和地区(乡镇、街道)的增加与删除,用户授权,数据备份和上传等。

居民健康素养评估学习系统是目前国内首创、功能较全的一个健康教育网络平台,已获国家版权局的计算机软件著作权证书,获得卫生部相关主管部门的肯定,并下达专项经费进行升级改造,在全国进行推广应用。

健康素养评估学习系统凭借其互联网信息化的优势,广泛传播健康素养知识与技能。据不完全统计,至 2013 年底,该系统共有 1000 多万人点击使用,对江苏省城乡居民健康素养水平的提升,贡献巨大。同时大力发展该系统,也符合原卫生部卫生工作要点,即倡导"健康教育先行"理念,加大健康教育综合协调力度。推进健康教育体系建设,充分利用中西医两方面的资源,落实全民健康促进行动有关工作。推动网络健康教育,普及健康素养知识与技能。

附录2　江苏省健康教育信息化平台(简称平台)系统介绍

知识经济时代,信息资源已经成为一种极为重要的战略资源。卫生信息化作为社会信息化的重要组成部分,已经越来越受到国家的重视。随着技术的不断开发,应用的不断拓展,管理模式的不断改进,我国政府对于卫生信息化的认可度与日俱增,我国的卫生信息化建设也拉开了序幕。从《全国卫生信息化发展纲要》(2003—2010 年)中重点加强公共卫生信息系统建设的要求到新医改中的"一项四梁八柱"的架构,国内各级医疗、公共卫生机构在信息化建设方面均取得了长足的进步。

健康教育作为公共卫生服务的重要组成部分,是促进基本公共卫生服务逐步均等化的重要内容,在提高全民健康素养、预防疾病、保护和促进健康方面发挥着不可替代的作用。健康教育信息化建设是整个卫生信息化建设的重要环节之一,但是目前我国健康教育信息化建设发展缓慢,技术力量薄弱,资金投入有限,各地发展极不均衡。虽然大多数健康教育工作团队已基本实现办公信息化,但是在业务管理信息化方面却极为欠缺。健康教育工作团队在信息化建设方面已经远远落后于公共卫生其他学科。

为填补国内这项工作空白,2011 年江苏省疾控中心健康教育所着手研发了江苏省健康教育信息化平台(简称平台)系统。该平台自 2011 年开始研发,经过前期准备、专家论证、网络平台构建、培训、试运行等工作阶段,2012年获得了国家版权局颁发的计算机软件著作权证书,于 2013 年 5 月正式上线试运行,并在全省推广使用。

平台系统将数据库技术、网络技术等现代信息技术应用于全省健康教育工作的动态管理。除满足各级健康教育专业机构常规工作的信息填报以外，还可以对各种数据进行实时统计分析和系统管理。它的主要功能有：

● 建立可视化的网络工作平台，以网络直报的形式填报数据，保证数据质量，同时减轻健康教育一线工作者的工作负担。

● 通过平台的应用，优化组织结构，有效地提高各级健康教育专业机构信息传递速度，保证了各级健康教育机构的互动与沟通。同时，大量实时的数据可以帮助各级领导宏观地把握工作动态，确保决策的科学性和及时性。

● 应用统计学中的综合评价法及信息化技术，打破传统的考核评价模式，对全省健康教育工作进行动态监测，正确反映各级健康教育工作的成效，从宏观上掌握各级单位的工作进展，准确、客观评价我省健康教育工作水平。

● 构建江苏省健康教育公共资源库，全省各级健康教育专业机构共享健康教育资料（包括各类传播材料）。

该平台系统投入使用后，利用终端服务，建立健全了健康教育四级工作网络，有利于各类健康教育活动中数据的管理，同时便于各级管理机构进行工作质量控制，为居民健康生活方式的形成、健康素养水平的提高及公共卫生服务效率的提高，做出了更有成效的贡献。

1. 《国家基本公共卫生服务规范(2011 年版)》

2. 《健康教育服务均等化工作指南》

3. 《关于促进基本公共卫生服务逐步均等化的意见》

4. 《全国健康教育专业机构工作规范》

5. 《江苏省爱国卫生工作"十二五"规划》

6. 《江苏省爱国卫生条例》